JN097606

健康なまちづくりの エッセンス

社会創造的な展開がつくる「健康なまち」— Health Promotion のヒント

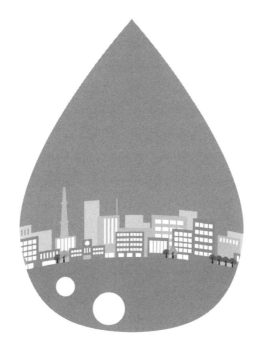

齊藤恭平　東洋大学ライフデザイン学部
　　　　　健康スポーツ学科教授

ライフ出版社

はじめに

「健康をつくる」ための社会システムのあり方を考える

Health Promotion（ヘルスプロモーション）との出逢いが導いた「Act Locally !」

　高校の保健体育の教員を目指していた私はなぜか今、大学の教員として研究や教育に従事している。

　そのきっかけは、大学3年生のときの健康社会学（当時は保健社会学）との出逢いであった。人生にはターニングポイントがあると言われるが、私にとってのそれは、まさしくこの出逢いであった。そのときから私の興味は、健康なまちづくりにシフトした。

　健康社会学の道へ導いてくださったのは、当時、順天堂大学体育学部健康学科の講師であられ、現在は日本ヘルスプロモーション学会の会長を務める島内憲夫先生である。ラグビー部の先輩の誘いでなんとなく入ったゼミの初回に、島内先生からR.デュボスの「健康という幻想」を紹介され、読み、そして健康に対する思考の劇的変化を感じたことを今でも鮮明に記憶している。以来、健康に関する社会的側面について考えるようになり、医学的・保健的な接近とは別の「健康をつくる」ための社会システムのあり方に関心を持つようになった。

　大学院を修了し、順天堂大学の嘱託助手として、研究者の道をスタートさせた1986年、WHOよりHealth Promotionに関するオタワ憲章が発表された。同年、島内先生は大学の海外特別研究期間（サバティカル）を得て、オランダのコペンハーゲンに留学されていて、オタワ憲章の発表前から、Health Promotionに関する基礎情報をリアルタイムで送ってくださった。今のように電子メールもない中、毎週のように送られてきた分厚い英文資料の封筒が懐かしく思い出されるが、これに関しても、研

究者として幸運なことであったと思う。

そして、オタワ憲章の発表以降、島内先生のHealth Promotion普及のお手伝いをさせていただいた。国際シンポジウムの開催や関係学会での発表、書籍出版といった島内先生のパワフルな行動を目の当りにし、「すごいなぁ」と感じながら、同じ時間を過ごせたのは、私の研究者としての最大の糧となっている。当時、島内先生は30歳代であった。今の若手研究者たちに、そんなパワーがあるだろうか。

家庭の事情で実家のある函館に1995年に戻ってからは、順天堂大学での精力的な活動とはかけ離れた生活を送り、地方短大の普通の保健体育教員となってしまっていた。

そんな中、北海道立渡島保健所で保健師向けの研修会に講師として招かれる機会があり、Health Promotionの講義をさせていただいた。当時、Health Promotionは、健康日本21の基本概念に使用されたこともあり、保健領域ではポピュラーな概念となっていたが、いわゆる栄養・運動・休養の「健康増進」とどのように違うのか、十分に理解が進んでいなかったように記憶している。

そして、その研修会の翌日、渡島保健所所長の田中宏之先生が私の研究室を訪問され、「先生はHealth Promotionのことを正しく伝えられる貴重な人材ですから、この考え方を北海道全体に広める責任があります」とはっぱをかけてくださった。いじけた地方短大教員にガツンと活が入った。ここから、私の地域行脚がはじまったのである。

Health Promotionの考えを標榜する言葉として「Think Globally！Act Locally！」というメッセージがある。私は、まさしくact locallyに徹してきた人間だと自負している。

本書の第1章は、その地域行脚（act locally）の中から、自分なりに納得のいった地域を取り上げ、その内容や特徴を概説したものである。本書を手に取っていただいた方に一つでも多く「健康なまちづくり」に関わるヒントを感じていただければ幸いである。

健康なまちは、医学的アプローチを超え、社会創造的な展開を必要とする

　2007年からは、東洋大学に単身赴任することになり、函館の自宅と東京との往復生活がはじまった。そんな中、当時の函館大学学長、小笠原愈先生よりお声掛けいただき、函館新聞に月一度のコラムを掲載させていただくことになった。

　それが本書と同じタイトルの「健康なまちづくりのエッセンス」である。函館と東京を往復する中で感じる健康に関する差異みたいなものを表現できればと、書きはじめたこのコラムも100回以上の連載となった。そこで今般、若干の再編集を加えて、書籍にすることとした。それが第2章で、本書の大半の内容となっている。

　私の生まれ故郷でもある函館に対する想いから書きはじめた連載で、人口25万人ほどの地方中核市における「健康」に寄与することが執筆の目的であった。函館以外の読者にとっては、直接関係のない内容もいくつかあるのだが、本書を手に取られる方々がまちの健康づくりを考える際に想起されるようなことを数多く盛り込んでいるので、おそらく共感していただけるのではないかと思い、ほとんど原文のまま収載している。みなさんの住んでいるまちを健康にするためのエッセンスを少しでも感じていただければ、幸いである。

　公衆衛生や保健活動においては、エビデンス（科学的根拠）が求められる。しかし本書では、エビデンスよりも、ナラティブ（物語的）な文脈を基本としている。

　もちろん、本書に記述したことは、科学的根拠のあるデータに基づいて書いているつもりだが、私自身はそれよりも、健康づくりに関わる当事者たちが語る言葉や感覚を大切に綴った。加えて、何よりも健康づくりを通じて長年多くの地域と関わってきた私自身のセンスを大切に記したつもりである。そのため若干、科学性に欠ける部分もあろうかと思うが、どうかその部分はお許しいただき、笑読いただきたい。

　WHO（世界保健機関）は、オタワ憲章（1986年）において、Health

Promotionを「人々が自らの健康をコントロールし改善することができるようにするプロセス」であると規定している。さらに、その後のバンコック憲章（2005年）では、「人々が自らの健康とその決定要因をコントロールし改善することができるようにするプロセス」であると再定義している。

これらについて私は、健康や健康決定要因のコントロールの主体を保健医療における専門職ではなく、「人々」に置き、健康を病気の有無にこだわる医学的判断から「自らの健康」としたところに意義があると、感じている。Health Promotionは、医学的・保健的なアプローチを超え、社会創造的な展開を必要としている。まさに、健康なまちづくりの発想が必要なのである。

本書がそれに対するヒントを与えるものとなれば、幸いである。

もくじ

はじめに

第1章
「Act Locally」の実践から

介入の見事な失敗とリベンジ／根回しと念押し、そしてアクションリサーチ／専門家はでしゃばらず、重視すべきは住民の意見／鍵の一つは、地域のキーパーソン

「三拍子の人」―調整役の人柄／職員のチームワークと策定プロセス共有の徹底／健康増進計画のゴールは策定？ それともプロセス？／キーパーソンの発掘や良好な関係の構築

元気なまちを支える企画力と行動力と予算獲得能力／異世代のクロスオーバー／ナラティブな要素が強い計画の利点と欠点／アクションプランとプロモーションプラン／計画策定に関わるコンサルタント業者に求められるもの／プラスアルファを期待するなら地元企業などを策定メンバーに！

まちを知る―まずはフィールド調査／インターセクトラルな動きに好都合な体制／アイディア創出と協働促進の機能を持つ協議組織が継続・発展の鍵／多様な主体の協働で「ウォーキング人口3万人宣言」を達成！／成功体験を次の課題解決にも活かす／旗振り役の市長とゼネラルな調整能力を持つ事務職

第2章
健康なまちづくりのエッセンス

おわりに

第1章
Act Localyの実践から

支援事例が教えてくれた健康なまちづくり成否の鍵

　私はこれまで、北海道だけでも30以上の市町村、さらに2007年に東洋大学に赴任してからも、関東近郊の10以上の市区町村における健康づくり事業の支援に携わってきた。

　その中身は、健康増進計画の策定にはじまり、健康づくり関連の住民組織の活性化や健康づくりボランティア組織の養成など、さまざまである。昔からの地域組織で、形骸化してしまっている保健推進員の解体と再編成のお手伝いをしたこともある。

　これまでの経験から、地域はダイナミックな生き物である、と感じる。まったく同じ状況の地域は、一つもない。それぞれに特徴があり、行政や住民、抱えている問題や可能性にも差異がある。だからこそ健康づくりでは、流行りのツールを用いた画一的なアプローチは危険であり、地域や行政、住民の特性などを十分に把握し、理解しながら進められなければならないのだ。

　とりわけ、健康づくりを強く進める可能性を持った人的環境やつながりに配慮することが大切であると感じる。場合によっては、健康づくりを進めるため、市長や町長といった首長に対する接近も不可欠である。

　われながら、ここまで地域に配慮する研究者は少ないと思うのだが、本当に地域を変えようとするならば、このような思考が当然、必要である。介入研究の結果を出すためだけに（と言っては言葉が悪いが）地域を食い物にするような研究者も、しばしば見受けられるわけだが、研究論文を主要ゴールとした介入だけでは、地域は変わらない場合が多いように感じる。

本章で紹介するのは、私がこれまで支援させていただいた中で、現在も定期的に関わりを持たせていただいている地域の活動事例である。

　少々、自画自賛ではあるが、健康づくり活動として比較的うまくいっているケースであると思うので、取り組みの概要とともに、成功の理由やそのバックグランドみたいなものを示してみたい。

北海道今金町
―高齢者の役割づくりを通じて健康やQOLに貢献する取り組み

介入の見事な失敗とリベンジ

　今金町との付き合いは、すでに20年以上にもなる。この町のA地区で、健康づくりのための住民の自主組織立ち上げを目的として、町の保健師から依頼を受けて、介入したのが最初である。そこで私は、見事に失敗をした。

　今金町は、人口約5,000人（20年前は7,000人程度）。農業中心の道南の町である。その中でも、A地区は市街地から外れた数十戸の集落で、過疎に悩む地域であった。この小さな集落に対し、地域のダイナミズムも知らない若造（私）は当時、Health Promotionを展開するツールとして流行っていた「MIDORI（PRECEDE-PROCEED）モデル」や「地域づくり型保健活動」の手法を使い、介入した。

　ツールの運用方法に落ち度はなかったと思うのだが、集まった住民の意欲がどうしても高まらず、ついには住民同士の断絶を生んでしまい、自主組織立ち上げのための住民のエンパワメントどころか、まったく逆の結果を招いてしまったのだった。後から聞いた話では、集まった住民の中に移住者がいて、住民気質が画一的ではなく、地域に対する想いに温度差があったそうである。

　地域にはダイナミズムがあり、生き物である。だからこそ、事前に十分な地域把握が必要なのだが、それを無視して介入すると、失敗してし

まう。その典型であったと、今さらながら思う。

　それから数年後、科研費（科学研究費）の共同研究の機会を得て、Health Promotion活動を展開させるための対象地域を設定することになった私は、真っ先に今金町を選んだ。リベンジである。

根回しや念押し、そしてアクションリサーチ

　早速、以前にお世話になった今金町の保健師に連絡を取り、活動の準備に入った。

　研究者が地域でHealth Promotion活動を設定する際に重要なのは、行政や専門職の良好な受け入れ態勢である。今金町にはもともと、このような活動の受け入れに積極的な若手の保健師であるSさんやYさんがいた。さらに、その若手保健師の仕事ぶりを表裏で支えるベテラン保健師のFさんがいた。

　とくに、このFさんの役場内や地域内の根回しや念押し（mediate）には、学ぶべきものが数多くあった。事前の地ならしは、私や若手保健師の仕事を円滑にさせた。

　今金町での活動内容を簡単に言うと、高齢者の役割づくりを通じて健康やQOLに貢献できるかどうかの検証である。役割づくりを設定する際にも、研究者や行政が一方的な発想で提示するのではなく、住民が地域の状況や条件を理解した上で、行政や研究者とともに、その設定や継続方法を考える、というプロセスを大切にした。すなわち、研究者が地域を研究の材料として一方的に介入するのではなく、研究者や専門職も地域とともに活動を共有し、その上で、その活動を地域に定着させるといった手法である。

　今なら、アクションリサーチとでも表現するのであろうが、当時はそんな言葉は意識にすら上らなかった。とにかく、毎週のように今金町に行って、専門職との打ち合わせや地域住民とのワークショップ（座談会）に明け暮れたことだけは記憶している。

専門家は出しゃばらず、重視すべきは住民の意見

　今金町内の3つの町内会では、「花いっぱい運動（町内美化の役割）」「おたがいさま活動（人的交流やつながり強化）」「寺子屋（学習活動）」がそれぞれ企画され、活動が展開された。

　健康やQOLの向上に関しては、顕著な効果が確認できなかったものの、これらの一部は15年以上たった現在も、町内会の自主的な活動として継続していると聞いている。疫学的な比較はできていないが、これだけ長期にわたって活動が継続していれば、健康度やQOL、そして何よりもソーシャル・キャピタルの醸成に貢献できていることは確実であろう。

　これらの活動の中でも、「寺子屋（学習活動）」を展開したY町内会は、記憶に残っている。

　失敗したA地区の反省を踏まえ、専門職や関係者への十分なインタビューをもとに、地域を把握した。公務員や教員の退職者が多く住み、比較的高学歴で収入もまずまずあるような同質の住民が多く、趣味活動がもともと根付いていて、学習意欲の高い住民が数多くいる地域でもあった。そのため、学習活動は、住民との複数回のワークショップの中から、スムーズに浮かび上がってきた。

　寺子屋の運営にあたっても、持ち物入れとして「唐草模様の風呂敷」を用意するなど、住民の意見を多く採用した。そういえば、学習活動を「寺子屋」と命名したのも、住民の発案だったと記憶している。

　とにかく、町内会の関係者が主体的になるように工夫した。最初のうちは、研究者や専門職が支援を行ったものの、ある程度、軌道に乗った段階では過度な支援を控えるようにした。とかく、研究者が研究を目的として地域に介入する場合、当初は多くの支援をするものの、研究期間が終わるとさっさと引き上げてしまい、地域には何も残らない、ということが少なくない。でき得れば、地域ではじまった活動がそのまま地域住民によって継続できるような仕掛けを意識しながら関わることが重要である。

鍵の一つは、地域のキーパーソンの存在

　地域住民の主体的な活動が継続される際の鍵の一つが、地域のキーパーソンの存在である。この学習活動を展開したY町内会にも、活動継続を支えた何人かのキーパーソンが存在した。

　その中でも、寺子屋の校長役となった町内会長の存在は光っていた。また、町内会長とともに活動を支えた数人のキーパーソンの調整力や企画力にも、目を見張るものがあった。例えば、その中の一人が自分の軽トラックにスピーカーを付けて、寺子屋開催の宣伝をして回ってくれた姿には感嘆した。

　研究者や専門職は日頃から、こうした地域のキーパーソンの存在を意識しながら、健康づくり活動と意識的に結びつける感覚を持っておくことが必要である。

北海道天塩町
―理想の姿と地域課題を共有する健康増進計画の策定プロセス

「三拍子の人」―調整役の人柄

　天塩町は、日本最北端の稚内から、南に車で1時間半くらいの日本海沿岸にある人口3000人ほどの町である。

　この町の健康増進計画策定を支援してほしい、と北海道留萌保健所保健師のHさんから連絡が入った。私は、このHさんを「三拍子の人」と呼んでいる。その穏やかな口調と、みんなをその気にさせるムードは、音楽で言えばワルツ。ワルツがかかると、その三拍子のリズムに合わせて自然と体がスイングするように、Hさんに仕事を頼まれると、ついつい引き受けてしまう。そんな雰囲気を持っている人物だ。

　市町村を支援する都道府県の保健師には、調整役としてのそんな人柄が必要だと思う。というわけで、この三拍子に導かれて天塩町との関わりがはじまった。

しかし、天塩町は遠かった。当時、私が住んでいた函館から距離にして600kmほどある。埼玉から青森くらいに匹敵する距離にもかかわらず、新幹線や直行の航空便もなく、札幌で列車を乗り継ぎ、合計9時間ほどかかるので、半日のワークショップに参加するために、行き帰り合わせて3日もかかった。

　それでも数年間、支援をさせていただいた。

職員のチームワークと策定プロセス共有の徹底

　天塩町の健康増進計画を策定する際、住民組織の関係者による策定委員会を設けた。その策定部会では、「地域の理想的な姿」や「地域の健康状況」などを住民と徹底して共有することを心掛けてもらった。

　この共有プロセスの中から、計画に反映する健康づくり活動のアイディアの創出を試みたわけである。すると、なんと高齢者の生活状況を共有してもらうために保健福祉課の職員が自作自演の介護劇まで演じてくれたのだ。自らハゲヅラまでかぶり、住民の前で高齢者の役を演じたM課長さんの演技が今でも心に残っている。健康づくり活動に関する住民のモチベーション向上とエンパワメントを目指した保健福祉課職員の意気込みと、そのチームワークは、とにかく素晴らしかった。

　計画策定に向けては、「親と子」「思春期」「成人期」「高齢期」の4つのライフステージごとにワークショップ形式で策定会議を開催し、「理想の健康」と「現実」とのギャップから必要な取り組みを想定した。

　具体的な取り組みに関しては、「町民自身ができること」「関係団体ができること」「行政ができること」「協働によりできること」に分けて考えてもらった。また、計画策定のプロセスを、策定会議の参加者だけでなく、広く住民と共有するために「健康づくり計画だより」を発行し、全戸配布した。

　これほどまでに健康増進計画の策定プロセスを住民と共有した自治体は、少ないのでないだろうか。

健康増進計画のゴールは策定? それともプロセス?

　結果として、住民の言葉の中から、「元気なこころとからだ」「支えあう」「夢・生きがい」「つながり」「私らしく」という5つのキーワードが掲げられた。そして、理想とする健康的な姿に近づくための基本的な取り組みを、「食」「運動」「休養」「人との交流」「支えあい」といった12の柱にまとめ、計画中に表現した。

　しかし何と言っても、天塩町における計画策定の素晴らしいところは、計画策定の最中から住民の主体的な活動や協働による活動が生まれた点にある。

　一般的な市区町村の健康増進計画は、半年から1年くらいのスケジュール感で策定される場合が多い。だが、このような短い期間では、住民や関係団体との協議や健康情報の十分な共有がなされないままに計画が策定されてしまうこともある。

　ましてや、計画策定を専門とするコンサルタント業者が関わった場合には、住民参加や参画はそっちのけで、行政と業者だけで計画策定されてしまうケースがしばしば見受けられ、住民参加・参画は形ばかりとなる場合が少なくない。

　そんな中、天塩町は2年という長い期間を費やしながら、計画の意義や理想とする姿をはじめ、地域の健康情報や課題などについて、住民・関係者と徹底的に共有を行った。このような丁寧な関わりが持つ意義は、大きいものだ。事実、その結果として、住民や関係団体による主体的な健康づくり活動や行政との協働事業がしっかりと生まれている。

　住民参加や協働は、健康増進計画策定において、とかく決まり文句のように使われるキーワードではあるが、現実はその実態や内容に乏しいものが多い。天塩町の事例は、同じような人口サイズの町の健康増進計画策定や健康づくり事業の立ち上げの際に参考になる取り組みであると思う。

キーパーソンの発掘や良好な関係の構築

先ほど、キーパーソンの重要性に触れたが、天塩町にもキーパーソンがいた。

旅館を経営されているNさんである。策定委員会の委員長を務め、住民主体の委員会運営を支えた。減塩運動のアイディアを募った際、「天塩はあましお（天塩）だからね」といった洒落たファシリテートをされたのが記憶に残っている。

私も専門職の方々も、このNさんから、計画策定や地域活動に関するヒントやアドバイスを数多くいただいた。ご自身が中心になってウォーキング活動を立ち上げるようなアクティブな人物で、計画策定のプロセスを北海道公衆衛生学会で発表もされた。住民が発表者になったのは、おそらくこの学会でもはじめてであったと思う。もちろん、専門職たちも、Nさんの支援に労を惜しまなかった。

このようなキーパーソンの発掘や良好な関係の構築・維持が、専門職に必要な役割の一つである。そして、キーパーソンを中心とした計画策定組織の主体的な運営や自主組織の立ち上げこそが、地域の健康づくりには必要なのである。

埼玉県三郷市
―地域の声や感性を大切にした健康増進計画

元気なまちを支える企画力と行動力と予算獲得能力

三郷市は、人口14万人ほどの埼玉県東南端に位置する市である。

私が東洋大学に赴任して数年経った2010年から、関わりがある。最初は、食生活改善推進員（食改さん）という地域組織の活性化をお手伝いさせていただいた。

三郷市の食改さんは、自ら地場産の小松菜を使ったふりかけを考案し、商品化して売り出すなど、活発な活動をしている組織である。また、行

政の健康づくり担当も近年、各地域で流行っているウォーキングポイント制度の先駆けとも言える「ICウォーク（IC端末でウォーキング履歴を管理）」をいち早く導入するなど、活発な事業展開をしていた。

三郷市と言えば、保健師のMさんの顔が浮かぶ。ICウォークの導入も、この保健師が中心に進められたと聞いている。何せ、企画力と行動力があり、そして補助金獲得能力も優れていた。

そういえば、健康づくり事業が活発で住民組織の元気なまちには、彼女のような優れた専門職が存在しているような気がする。

異世代のクロスオーバー

食生活改善推進員の研修会は、ワークショップ形式で楽しく進めさせていただいた。ゼミの学生をディスカッショングループの司会や書記役として起用した。もちろん、彼らの勉強のためでもあったが、食改のみなさんと学生の健康や食に関する年代的ギャップを双方に感じてもらいたかった、という意図もあった。食や健康の取り組みには、このような世代をクロスオーバーさせるような取り組みも必要である、と感じる。

その後も、学生を伴って、市内の下水処理施設の上につくられた運動公園利用を活性化するためにウォーキング教室を開催するなど、さまざまな支援をさせていただいた。

ナラティブな要素が強い計画の利点と欠点

そんな経緯もあって、三郷市健康増進計画の第2次計画策定のアドバイザーを依頼された。三郷市が最初に策定した第1次健康増進計画は、住民参加・参画が意識され、住民の声や感性を大切にしながら策定された計画であることがわかる。

一般的に、健康増進計画の項目は、国が示した健康日本21の項目のコピーが多いのだが、三郷市の計画の項目は、「たべる」「なごむ」「うごく」「まもる」となっており、その内容も住民が語った言葉をできる限り

計画中に反映しよう、という努力が感じられるナラティブな要素が強い計画となっている。

　私は、個人的にこのような計画に好感を持つ。なぜなら、策定に関わった住民が計画に愛着を持ち、計画を実行性のあるものにしようとする意欲につながるからである。実際、三郷市においても、この計画を推進するための住民組織（MHP：三郷ヘルスプロモーション）が立ち上がり、計画実行のけん引役として役割を果たしてきた。

　ただし、このような計画にも、欠点はあるものだ。それはすなわち、住民の言葉を大切にするあまり、計画中の文言が抽象的になって、評価が行いにくいフォームとなる傾向が強いことである。また、計画の中の活動主体が曖昧で「誰が」「どこが」その活動を責任をもって実行するのかが不明確になりがちであることも、欠点として挙げられる。

　そこで、第2次計画策定の際には、これらの点を意識しながら策定のサポート役を務めた。もちろん、住民の感性の表現でもある「たべる」「なごむ」うごく」「まもる」というキーワードは、踏襲することとした。

アクションプランとプロモーションプラン

　評価において重視したのは、市民の健康に関する実態調査をベースとしながら、計画最終年度における目標数値を設定し、評価することはもちろん、それぞれの項目において、アクションプランとプロモーションプランを設定して、単年度ごとにその進捗状況を確認するためのプロセス評価を重視した点であった。

　ちなみに、アクションプランは、市民が考えた各関係主体の行動を示すものであり、プロモーションプランは、アクションプランを行うための市民に向けた情報発信、また参加を促すアプローチの方策を示したものである。

　併せて、計画の中には、進捗状況をチェックするシートが盛り込まれており、プロセス評価を強く意識した内容になっている。興味ある方は、

三郷市役所のホームページから閲覧できるので、ご覧いただきたい。

計画策定に関わるコンサルタント業者に求められるもの

　一方、計画策定には、その策定支援にあたるコンサルタント業者の能力も、重要である。

　一般的に、コンサルタント業者が関わって策定された健康増進計画は、画一的であり、国の健康日本21や都道府県の計画を真似たものが多い。そして、どの計画を見ても、いわば金太郎飴的な内容であることが否めない。こんな計画に高い委託費を払うもったいなさを、私は常々感じている。

　健康のための住民参加や関係団体の協働を促進するための計画には、参加や協働を促進するための仕掛けが必要であり、その方法の一つがプロセス評価であると考える。コンサルタント業者には、これまでの画一的な計画策定の仕方から、行政や地域の特性に合わせて、住民参加・参画・協働を促進するような計画策定手法（調査、ワークショップ、ヒアリング等）を操れて、評価に結び付けられるような計画フォーマットの作成を求めたい。

　ちなみに、三郷市の計画に関わったコンサルタント業者は、その能力が高かったと思う。どこの業者かを知りたい方は、三郷市にお尋ねいただきたい。

プラスアルファを期待するなら地元企業などを策定メンバーに!

　計画策定にあたっては、広く健康づくりに関わる関係者（ステイクホルダー）を策定会議のメンバーとして集めるようにお願いした。

　行政の関係者や学校関係者、母子愛育会や保健推進員、食生活改善推進員、運動関連の団体といった健康関連の住民組織の関係者はもちろんだが、重要なのは、商店や商工会、地域の企業や民間団体等を集めることである。なぜなら、健康関連の住民組織はすでに十分に地域の健康づ

くりを実施しているので、これらの関係者がさらに頑張ったとしても、目に見える効果がそれほど期待できないからだ。それよりも、住民の生活に直接的に関わる商店や企業が健康づくりに協働すれば、プラスアルファの効果が期待できる、という点で意義が大きい。

　このような観点から三郷市では、IKEAやキャノンといった地元企業の関係者、飲食店や農家、商店街や交流センターといった市民が広く関わる場の関係者を募った。実際、ワークショップを通じて健康づくりに関する意見を求めたところ、このような関係者からはたくさんのユニークな意見が出ることが多かったように思う。もちろん、健康関連の住民組織以外にどのような関係者を巻き込むかは、どのような効果や協働を期待するかを考える専門職や担当課のセンスによる。三郷市の専門職らのセンスの良さは、言うまでもない。

　話は変わるが以前、東京都のある特別区から健康増進計画策定委員会の委員長を依頼されたことがある。初回の会議ではシナリオが用意され、会議のメンバーを見渡してみると、医師会や歯科医師会、薬剤師会、保健推進委員、運動普及推進員…いわゆる健康関連団体のメンバーのみだった。「今どき、こんなメンバーだけで計画策定をするのか…」と驚いたことがある。早速、区内の主要な企業を巻き込んで、健康づくりの協働宣言をするような形式にするよう助言したことを記憶している。この計画は今、どうなっているのだろうか。気がかりである。

埼玉県飯能市
—「ウォーキング人口3万人宣言」の旗印を掲げて

まちを知る—まずはフィールド調査

　飯能市健康づくり推進室室長のHさんから、健康づくりの支援をしてほしいと依頼の電話があったのは、東洋大学に赴任してから数年目のことだったと記憶している。

大変正直な方で、W大学の先生にお願いしたら断られたので、東洋大学の私に電話したとのことだった。市町村支援まで偏差値順なのかと、少しムッとしたのを覚えている。一度、返事を保留にし、受けるからには、東洋大学の研究者に依頼して良かった、と思わせてやろうと考えた。そして、保留している間に、ゼミ学生と一緒に何度も飯能市に足を運び、フィールド調査を行った。

　飯能市は、西武池袋線の終点のまち。市の面積の76％は森林で、秩父方面への入り口に位置しているため、週末に駅を訪れると、トレッキングやハイキングの格好をした人たちを数多く見掛ける。

　市内を歩くと河原や渓谷があり、神社や仏閣、桜をはじめ、さまざまな四季の花々を楽しめるスポットや公園が多いことに気づく。少しばかり市街地を離れると、「となりのトトロ」に描かれているような里山の原風景が今でも見られる。

　何度もフィールド調査をする中で、「齊藤先生、飯能は歩くにふさわしいまちですね」という学生の一言がこぼれた。私も、同感した。ウォーキングを飯能市の健康つくりのメイン・プログラムにしよう。そう考えて、支援を引き受けた。

インターセクトラルな動きに好都合な体制

　飯能市には、保健センター業務と分離して、健康づくり推進室が設けられていた。実は、ウォーキングなどの運動系の健康づくりを推進する場合には、このほうが都合が良い。

　一般的に、保健センターや保健担当課は、専門職の城である。健診や栄養・食関係、母子保健などの健康づくりは得意だが、教育行政が所管するスポーツや運動関連の関係者を巻き込んでの健康づくり活動は、苦手な場合が少なくない。飯能市の場合、健康づくり推進室が保健行政の縦割りのセクションを超えて、インターセクトラル（セクター間の）な動きがとれたことが幸いであった。

加えて、当時の市長が「ウォーキング人口3万人宣言」の旗印を掲げてくれたことも、大きな追い風となった。市長がこの宣言をするに至った背景に健康づくり推進室や保健福祉部の根回しがあったことは、言うまでもない。

アイディア創出と協働促進の機能を持つ協議組織が継続・発展の鍵

　健康づくりを推進するための協議組織は、機能別に２つに分けた。

　一つは、決定機関の機能を持つ親会となる「健康・体力づくり飯能市民会議」である。これは、愛育会や食生活推進員、体育協会などの健康関連団体、商工関連や市民団体の関係者で組織された。もう一つは、「健康づくり市民ワークショップ」である。これには、健康課題に関するアイディア創出と関係団体の協働促進の機能を持たせ、メンバーとしては健康課題に関係する関係者を募った。

　懸案のウォーキングに関しては、後者の「健康づくり市民ワークショップ」が多いに機能した。コース設定、マップ、イベント、記録手帳、インセンティブなど、ウォーキング人口を増やすためのさまざまなアイディアが出された。発案されたアイディアは、実現可能性と効果性の観点から整理し、参加した関係者によって、いくつかが実現された。メンバーの中に、埼玉県ウォーキング協会の重鎮がいたことも、追い風になったと思う。

　取り組みの中でも、コース設定の多さに関しては凄みを感じる。人口8万人ほどの市でウォーキング・コースを50か所以上も設定しているところは、ほかにない。しかも、それぞれに立ち寄るべきポイントが設けられ、個性的で歩く魅力が感じられるコースとなっている。全コースを市役所のホームページで見ることができるので、参照してほしい。

　年間を通じたウォーキング・イベントも数多く設定され、毎週市内のどこかでウォーキング・イベントが開催されているほど賑わっている。「スゴ足手帳」という歩数等を記録するための手帳もつくられ、イベント

参加回数などに応じて入浴券などが付与されるインセンティブも用意された。ウォーキング振興のためのポスターも毎年、デザインが更新され、市内各所に貼られている。ポスターをつくっても、何年も貼りっぱなしで劣化したものが逆の宣伝効果をもたらしてしまっている自治体等もあるが、飯能市ではそんなことはなかった。

　余談ではあるが、商工会がこのウォーキングの取り組みから着想して「食べ歩き」「飲み歩き」を思いつき、「飯能路地グルメ」というバル街を企画して、実施に至っているとも聞いている。

多様な主体の協働で「ウォーキング人口3万人宣言」を達成!

　これほど集中的にさまざまなウォーキング振興戦略を実施すれば、効果が出るのは当たり前かもしれない。取り組みの結果として、10％台だったウォーキング人口が30％台にまで拡大した。人口8万人の飯能市の30％だから、市長が掲げた「ウォーキング人口3万人宣言」をすでに達成してしまったわけである。

　一般的に、健康づくりの手っ取り早いプログラムとしてウォーキングを位置づけて、健康関連の住民組織だけで頑張っても、ここまで上手くはいかないものだ。市のさまざまな関係団体が協働した成果として評価できる。

　地域の健康づくりは、食も運動も、そして心の健康づくりも健診事業も…などといった具合に、あれもこれもと総花的に実施されることが多いものだが、ウォーキングのようにあるテーマに特化して、短期間で協働を促進すれば、一定の効果を得ることが期待できる。その好事例であると思われる。

成功体験を次の課題解決にも活かす

　ウォーキングで自信を持った飯能市は今度は食、それも野菜に特化して対策を進めている。この取り組みにおいても、同じように「健康づく

り市民ワークショップ」で野菜摂取に関連する関係者を集め、ブレインストーミング法により、アイディア創出を促した。

その結果、「野菜の日」「マルシェ（野菜市）」「プランター栽培の推奨」「野菜メニューの開発」など、さまざまなアイディアが生まれた。これらの中から、「野菜3倍レストラン」や、市長自らがレシピ開発に関わった「飯能はんじょう鍋」、食生活改善推進員による「ドレッシング開発」などが現在進行形で動いている。

食については、協働する関係団体が比較的限定されている中、どこまで個人の食生活に切り込めるか、進捗が気になるところである。

旗振り役の市長とゼネラルな調整能力を持つ事務職

飯能市の健康づくりの特徴は、まず市長自らが旗振り役となっているところにある。それは、前市長の「ウォーキング人口3万人宣言」や、現市長の野菜摂取メニューの開発という形でも具現化されている。

また、健康づくりを担当する保健福祉部管理職のリーダーシップと、専門職のフォロアーシップも、素晴らしい。とくに、N部長の健康づくりに対する意欲には、熱いものを感じた。加えて、最初の健康づくり推進室の事務職であったEさんによる関係団体や庁内関係課への根回しと調整能力も、素晴らしいものがあった。それ以降も、健康づくりを担当する事務職らは、同様に素晴らしい方ばかりだったと感じる。どの行政の保健専門職にも、このようなゼネラルな調整能力を求めたいと思う。

飯能市では現在、健康づくりにおける協働の範囲を広げるために、市内の企業（飯能市民が多く勤める企業）に対し、従業員の健康のための協働活動を推奨している。そのため、行政の担当職員は、市内の企業に健康づくりの営業をかけている。2019年にも、市内の企業関係者を集め、健康経営のセミナーを県に先駆けて実施したところである。

健康経営の全国的な波に乗って、市の健康づくり活動とともに、さらなるムーブメントの広がりを期待したい。

第2章
健康なまちづくりのエッセンス

函館新聞の連載コラム「健康なまちづくりのエッセンス」から

　本章に掲げた文章は、函館新聞に2011年7月から毎月一回、掲載された私のコラム「健康なまちづくりのエッセンス」からの転載である。基本的には、函館市という中核市に向けた健康のメッセージであるが、函館以外のさまざまな地域の市民や健康づくりの関係者にも主旨は受けとめてもらえるのではないかと考え、ほぼ当時の原文のまま掲載している。

　なお、初掲載から10年近くの歳月が過ぎているため、この間の社会の変化や法令の改正といった情勢も大きく変化しているのだが、統計の数値や社会環境の諸相はなるべく当時のままにした。この間の健康に関する法令や環境に関する事情の変化も、併せて味わっていただけるものと思う。

§ 健康なまちづくりに必要な視点

アント・アイ（蟻の目）とバード・アイ（鳥の目）

　私の専門は、健康社会学である。そして、人々が健康でいられるためのまちづくりが、私の研究の主要テーマである。最近は、市区町村などの保健行政における健康増進計画の策定や地域の健康づくり事業の支援がライフワークとなっている。

　そんな私にとって、気になることがある。それは、故郷・函館の健康状況だ。平均寿命の短さにはじまり、がんや心疾患などの生活習慣病の多さ、その原因となる喫煙や飲酒、運動不足といった生活習慣の乱れ、性感染症のまん延や自殺の増加など、課題はさまざまである。

これからは、こうした問題に対して、保健医療の専門家だけでなく、住民が主体となって地域や学校、企業、関係団体が健康なまちをつくるという視点で協働し、さまざまな活動を展開していく必要性がある。

　このような健康なまちづくりのためには、住民目線から地域を見渡す「アント・アイ（アリの目）」と、ほかの地域との比較を含め、外部者として客観的に地域を概観する「バード・アイ（鳥の目）」が必要となる。函館に住み、単身赴任で関東の大学との往復を繰り返し、さまざまな地域の健康づくり支援の経験を持つ私には、この２つの視点で函館の健康状況を概説する、そんなミッションがあると感じている。

　函館は、素晴らしい地域だ。観光資源や海産物をはじめ、誇れるものがたくさんある。しかし一方で、病んでもいる。私は、健康づくりの支援活動のため、道内の市町村を訪れることが多いのだが、「函館（道南）は、保健に関しては独自の文化がありますね」と言われることがある。それは決して、良い意味ではない。保健に関しては、「発展途上地域ですね」と揶揄されているのだ。

　ここからは、その「独自の文化」と、文化の「変革のヒント（エッセンス）」について書き進めていきたい。

スピリチュアルな健康が意味するもの

　「健康とは身体的、精神的、社会的に完全に良好な状態であり、単に疾病や虚弱がないということだけではない」

　WHO（世界保健機関）は、今から50年以上前に健康をこのように定義している。当時、世界は感染症がまん延していた時代で、人々にとって健康は理想であり、なかなか手が届かない崇高なものであった。この定義からは、そのような背景が窺い知れる。まさしく、何も病気がない「無病息災」が人々の健康観であったのだ。

　ところが現代は、文化・文明が発達し、人々の生活状況は当時と比べようがないくらい改善された。とくに、環境衛生や医療技術の進歩は、

人々に長寿社会を与え、一方では、生活習慣病などさまざまな健康問題を抱えながらも、人々が健康を享受することを現実のものとした。わが国においても、「一病息災」という造語まで生まれ、少しくらい病気を持っていても、その病気と共存しながら健康的な生活を送る、ということが新たな健康観となってきた。

ところでWHOは、設立50周年を区切りに、世界における人々の健康観の変化の潮流に合わせることを狙って、健康の定義の再編成を試みようとした。具体的には、ダイナミック（dynamic）という言葉の追加と、健康の要素へ従来の身体的、精神的、社会的に加え、スピリチュアル（spiritual）という要素を定義に追加する、という提案であった。

スピリチュアルとは、「霊的」と訳されることが一般的なのだが、得体の知れない宗教家を想像させるスピリチュアルではなく、人間にとって中心となる精神構造を示しているようである。

つまりは、道徳心や愛国心（地元意識）、ボランティア精神、家族・友人を大切にする心を持つことが健康の要素である、ということを意味する。単に病気を減らすことだけでなく、そこに住む人々の精神構造までが健康の課題となり、健全な精神を育て、地元を愛する心を育むことが健康なまちづくりのために必要なエッセンスである、ということなのかもしれない。

公共心が薄い、運転マナーが悪い、投票率が低い、給食費を払わない、虐待が多いなどの噂が聞こえてくるまちは、健康とはほど遠い、ということなのである。

「ヘルスリテラシー」と「健康は資源」という考え方

健康な生活を送るために健康に関する知識を持つことは、大変重要である。

健康に関わる情報能力を「ヘルスリテラシー（健康識字）」と言うが、日本人はこのヘルスリテラシーが比較的高いのではないだろうか。「ワ

インに含まれる体に良い物質は？」と問われ、「ポリフェノール！」と即答できる国民は、世界にはそうはいないと思う。

　とりわけ日本の中高年は、健康への関心が高く、健康に関する知識を求める人が多いため、結果として、中高年が求める健康食品は飛ぶように売れ、健康に関する情報番組の視聴率も高くなる。ある食品がテレビ番組で健康に良いとして取り上げられると、意識の高い中高年らがそれらを買い占め、スーパーマーケットの陳列棚からは、商品がなくなってしまうほどだ。一方で、マスコミによる誇大な情報に踊らされ、嬉しそうにその商品を抱えて帰る人たちが滑稽にさえ見えたりもする。

　健康度や体力に関する調査データを見ても、この10～20年間でほとんどの年代の健康度や体力が落ち込んでいるのに対して、60歳代以降の中高年の健康度や体力は向上していることが確認できる。運動やスポーツの習慣を持つ人の割合が高いのも、この年代である。まさしく健康番組を愛し、健康食品を買い求める中高年世代が、日本の健康度向上のけん引役と言っても過言ではないのだ。

　しかしこれも、度が過ぎると問題だ。食卓の上が健康食品でいっぱいになり、健康グッズで部屋の中が埋まってしまう、という中高年も少なくない。「健康のためだったら死んでもいい」と笑い話になるような健康オタクになっていないだろうか。人間にとって、ヘルシズム（健康至上主義）的な生き方は、窮屈である。健康を、生きる目的にすべきではない。健康は所詮、人生を楽しむための資源であり、豊かな人生のための条件なのだ。

　ところで地域では、保健センター等でさまざまな健康教室が開催されている。そこでは、医師や保健師、栄養士らの専門職によって、健康の専門的知識教育が行われているので、このような教室に多くの市民が参加することも大切だろう。十分な検証プロセスも経ていないマスコミの健康情報に踊らされるだけでなく、たまには専門家が提供するエビデンスのある健康教室にも足を運んでもらいたいものである。

健康のための協働—セッティングス・アプローチ、インボルブメント・アプローチ

　ヘルスプロモーションを専門とする私は、人々の生活のあらゆる場に健康づくりを設定する「セッティングス・アプローチ」や、地域のさまざまなリソースを健康の領域に巻き込む「インボルブメント・アプローチ」を大切にしている。例えば、温泉で血圧測定や体操教室を行ったり、温泉ホテルが運動施設とリンクするといった取り組みは、これらのアプローチの具体例である。

　そして、そのために最も大切なのは、保健医療とは直接関係しない企業や団体、組織が健康のために協働する、ということである。

　最近では、健康増進法が施行されたこともあり、公共機関や病院などが禁煙となっている。これは、法律による強制的な健康のための協働と言える。有名なコーヒーショップチェーンや大手の外食産業も禁煙環境の整備に取り組んでいるし、ファストフード店や個人経営のラーメン店、蕎麦屋、寿司屋などにも健康のために禁煙化するという協働の輪が徐々に広がっている。おかげで、最近の喫煙率の減少は著しいものがある。

　つまり、行政機関である保健所等が健康づくりを一生懸命に行うよりも、健康以外のさまざまな分野が健康づくりに協働すると、これほどまでに劇的に変化する可能性がある、ということである。

　アメリカでは、1990年に「ヘルシーピープル2000」という国家的健康増進戦略を定め、さまざまな企業が協働して健康づくりに取り組んだ結果、がん死亡率の減少など、一定の成果が出た。国家的な圧力によって進められた協働ではあるが、企業側も健康のために協働することは企業イメージの向上につながるとあって積極的であったようだ。

　日本においても、2000年に健康日本21という健康増進対策の計画がつくられ、以降、健康づくりの協働が呼び掛けられている。その健康日本21の地方計画である「健康はこだて21」でも同様に、より具体的な協働内容が求められているのを、ご存知だろうか。

　私は以前、行きつけの蕎麦屋の関係者に禁煙環境の整備を勧めたこと

があったのだが、喫煙客が減るという理由で却下されたことがあった。禁煙化による店のイメージアップや嫌煙客の増加によって、むしろ客数は増えると思うのだが…。

　ともあれ、このような健康のための協働にさまざまな業界が取り組めば、大幅な喫煙者の減少と喫煙関連疾患の減少、そして市民の健康度の向上につながると考えられる。企業や商店の関係者が禁煙に限らず、何か一つでも健康のための協働宣言をすることが理想だ。

健康づくり協働戦略──「自分たちの健康は地域全体でつくる」という考え

　健康づくりには、保健所や保健行政などによる取り組みだけではなく、それ以外のさまざまな関係機関や団体との協働が必要である。商工会や農漁協、学校や福祉施設、町内会や高齢者団体などが何か一つでも健康づくりに関する取り組みを実施することが、地域全体の健康度向上に大きく貢献するのだ。

　そして、できれば、あれもこれもと欲張った総花的な健康づくりではなく、運動や食、タバコといった地域共通の重点的に取り組むべき健康課題を定め、キャンペーン的な協働戦略も併せて実施することが重要だ。そうすれば、それなりの効果が期待できるものである。

　国は、「健康日本21」という健康づくり対策を推進している。しかし、あまりにも総花的であるため、結果として、対策の焦点が絞れず、期待された効果があまり得られていないようだ。健康日本21の地方計画である都道府県や市町村の健康増進計画も、国の計画のコピー的内容であるためか、効果が今一つと言われている。

　そんな中、いくつかの市町村では、国や都道府県の計画をただなぞるのではなく、住民参加や関係機関の協働を醸成しながら、計画策定を試みているところがある。すなわち、理想とする健康な地域の姿や健康課題を住民や関係団体と共有し、焦点を絞り、自分たちが取り組める健康づくりを表明した上で、その実施過程を評価する、といった試みである。

私が支援をさせていただいている市町村には、このような健康増進計画の策定プロセスで取り組むことをお願いしている。そうすることが、住民の税金でつくった健康増進計画をただの紙切れにしないための策であり、最後の砦となると考えているからだ。

　ここで、北海道森町の健康増進計画（森町健康づくりアクションプラン）を少しだけ紹介したい。幼稚園や学校、水産加工会社、商工会などが具体的な健康づくりの活動を表明する「協働」にこだわった計画である。森町は、男性の平均寿命が短く、女性の喫煙率が高いなど、さまざまな健康課題を抱えた地域なのだが、住民参加と協働で少しでもこの状況が改善されることが期待されている。

　私は現在、埼玉県飯能市の健康づくりのお手伝いもさせていただいている。飯能市は、運動の中でも「ウォーキング」に焦点を絞り、この３年間、公民館、体育関係団体、学校、商工会、西武鉄道などの関係団体を巻き込み、徹底した協働で、ウォーキングを中心とした健康づくりを推進してきた。その結果、ウォーキング人口は、２倍近くに増えた。そして、おそらく肥満やメタボの減少にも一定の効果をもたらすだろう、と推測している。

　「自分の健康は自分でつくる」という考え方に加え、「自分たちの健康は地域全体でつくる」という「協働」の考え方も、健康づくりには大切なのである。

§ ソーシャル・キャピタル

「人のつながり＝ソーシャル・キャピタル」は重要な健康の資源

　健康の維持・増進のために生活習慣が大切であることは、周知の通りである。

　随分と以前の研究だが、アメリカのブレスロー博士が実施したアラメダ郡の研究によって、健康に必要な習慣が明らかにされた。「７つの健康

生活習慣」として、健康分野の研究者の間では知られているものだ。それはすなわち、①喫煙をしない、②適量飲酒、③適正体重の維持、④朝食を摂取する、⑤間食をしない、⑥定期的な運動習慣、⑦適正な睡眠時間の確保の7つである。これらの習慣の多い者と少ない者では、寿命に大きな差があることがブレスロー博士によって示されている。いずれも、健康に関連ある生活習慣として、思い当たるものばかりだろう。

　一方で、この研究において、生活習慣以外に重要な健康のための要素が示されていたことは、意外に知られていない。その要素とは、「社会的ネットワーク」である。平たく言えば、「絆」ということになるだろうか。健康で長生きの人の多くは、家族と暮らし、友人も多い、また健康で長生きの人はさまざまなサークルや団体に所属し、地域の活動にも参加している、ということが、この研究で明らかにされた。

　確かに、私たちの周りの元気な高齢者たちを見ると、友人と趣味や旅行を楽しんでいる人が多いように感じるし、町内会の役員、お寺の檀家の世話役、地域のボランティア活動などに精を出している人たちにも、元気な高齢者が多いように思われる。

　最近、このような人のつながりが「ソーシャル・キャピタル（社会的関係資本）」と表現され、健康のための大切な資源と認識されるようになり、健康領域での注目すべき研究対象となっている。お金や土地、家なども人間にとっての資本だが、人のつながりこそが人生を豊かに健康に過ごすための資本なのだ、ということである。

　ところで、最近の地域社会を見ると、人のつながりのぜい弱さに驚かされる。先日、北海道江別市で、地域住民とワークショップを開催したところ、30年以上も住んでいるのに、お隣さんと口をきいたことがないとか、町内会の活動をしていてもいつも同じ顔ぶればかりで広がらないとか、町内会費の回収すらままならない、といった声が聞かれたのだ。これらは江別市に限った話ではなく、全国的な傾向ではないだろうか。

　新聞を眺めていると、函館市内の町内会等の活発な活動の記事を目に

する。素晴らしいことである。東日本大震災などにより、「絆」の重要性が注目されているが、震災時に限らず、平時からの「絆」づくりが健康な地域づくりにつながる、ということを改めて考えておきたい。

地域のイベントに参加しよう!

厳しい残暑が終わると、朝晩がめっきりと涼しくなる。本格的な秋の気配を感じる季節となった。食欲の秋、スポーツの秋、芸術の秋、観光の秋と、秋は何をするにも良いシーズンである。

秋と言えば、地域でイベントが行われる。函館市内では、グルメサーカスが開催され、17万人以上もの人出があったと伝えられていた。市内近郊でも、函館ハーフマラソンや大沼グレートラン・ウォーク、本町バル街など、さまざまなイベントが開催される。全市的な大きなイベントでなく、各地域レベルでも町会の旅行会や小中学校の文化行事、福祉施設のふれあい事業など、小規模なイベントが数多く開催されるのが、この時期だ。実は、このような地域イベントへの参加や地域との関係性も、人々の健康な生活の資源となっていることをご存知だろうか。

前述したソーシャル・キャピタル（社会的関係資本）という考え方とも関係するのだが、地域参加を通じ、人間関係やコミュニティ（町会、学校、施設、商店など）との関係性を多く持つ人のほうが健康で豊かな生活や人生を過ごしている、ということがこれまでの研究で証明されている。とくに、高齢者の健康には、こうした地域との関わりが必要と言える。地域のつながりが希薄になる中だからこそ、イベントを通じて地域の関係性をもう一度、見直すことが不可欠であろう。

ところで、みなさんは、地域で開催されるイベントにどの程度の関心を持って情報を収集されているだろうか。また実際、日頃から地域イベントにどのくらい参加されているだろうか。函館市内のグルメサーカスや西部地区のバル街といった大きなイベントだけでなく、たまには地元の町会や学校、福祉施設が行うイベントにも関心を持って出掛けてみて

は、いかがだろうか。新しい出逢いや発見、感動にきっとめぐり合えるに違いない。

SNSはつながりになるか?

神奈川県の座間市で、「高齢者の生きがいづくりと健康」という市民シンポジウムのコーディネーターをやらせていただいた。ウォーキング事業の推進や世代間交流、地域づくりなど、高齢者の生きがいづくりに関係するさまざまな地域活動を展開している市民のみなさんから発表があり、とても興味深い内容だった。

ところが、シンポジウムに先立って行われた桜美林大学の先生による基調講演後の質疑応答で、深く考えさせられる出来事があった。

講演は、高齢者の生きがいや人間関係が健康と密接に関係しているといった内容であった。聴衆として参加していたある高齢男性から手が挙がり、「私は定年退職後、近隣との付き合いはまったくなく、地域の活動にも参加したことがありません。でも、私のツイッターには1万人以上のフォロアーがおり、フェイスブックでも多くの方々と情報交換しています。私は、まったく寂しさを感じたことはありませんし、とても健康です」と発言されたのだ。

なるほど、最近の高齢者は、SNSを操っており、それも健康と関係もあるのだろうな…などと感心した反面、若者がスマートフォンを手から離せず、顔の見えない人のつながりに夢中になっている、そんな無機質な人間関係の状況ともオーバーラップした。

もちろん、ご近所やいつも会う友だちとの関係だけでなく、SNSを使って同窓の仲間や同じ趣味や嗜好の仲間をつくり、人間関係の範囲を広げることは大切だ。それこそ、健康のための社会的関係資本（ソーシャル・キャピタル）としても重要だ、とは思う。

SNSは確かに、人のつながりを容易にするツールではある。しかし、パソコンやスマートフォンを通じた人間関係だけでなく、やはり人と実

際に会って、話をして、食べて、飲んで、泣いて、笑って、楽しんで…という直接交わる人間関係が必要だ、と私は思う。

レクリエーションと出合いましょう!

　函館市内で、全国レクリエーション大会が函館大学や函館アリーナを会場に開催される。ゲームやダンスなどのさまざまなレクリエーションに関わるプログラムが実施されるかなり大規模の大会で、全国から多くの関係者が集まってくる。

　レクリエーションとは文字通り、re-creation。つまり、自分の生活や人生を豊かなものに再創造することを意味している。ストレスの多い現代人や定年退職した高齢者にとって、大変意義のある活動であると言える。何か一つでも良いので、自分に合った趣味やレクリエーション活動を見つければ、人生が豊かなものに変わるはずである。

　そして、レクリエーションを行うと、楽しみをともにする仲間ができるというメリットがある。こうした人間関係は、人生をより豊かにする資源として有益だ。何と言っても人とのつながりは、私たちにとって必要な資源であるので、大いに仲間を増やしてほしい。

　さて、函館で開催されるレクリエーション大会は、さまざまなレクリエーションに出合える格好の機会なので、是非とも高齢者の方々、町会や自治会の関係者、高齢者福祉等に関わる支援者などに参加を勧めたい。大会自体も楽しめるし、自分に合ったレクリエーションを見つけることも間違いなくできるだろう。

　そして、新たに出合ったレクリエーションで自分が楽しんだり、仲間をつくったりできたら、それを職場である会社や施設、地域に広げることを期待したい。ご自身にとっても、新たなコミュニティが広がるに違いない。

「お互い様」に支えられた地域で乗り切る

　北海道今金町で、老人クラブ連合会の方とお話しする機会があった。彼は、高齢化が進む町の現状を心配されている様子で、地区によっては住民のほとんどが高齢者で限界集落のような状況となり、自治会や老人クラブなどの活動継続がむずかしくなっている、と切実に訴えていらした。少子高齢社会の結果として行き着く先の現実を突きつけられ、「先生、どうすればいい？」と問われた彼に返す言葉もなく、自分の力のなさを感じてしまった。

　このような地域には、若者がほとんどいない。したがって、若者を中心とした見守り活動や地域づくり活動が不可能だし、高齢者同士の支え合いにだって、もちろん限度もある。当然、行政サービスに依存したくなるところだが、その行政サービスも限界に直面する。とは言え、消滅していくしかない地域だとしても、やはり最後まで地域のつながりを最大限に活かしながら、住民同士の支え合いや助け合いの中で暮らしていくしかないなのだ、と私は思う。

　雪が降り続く函館市内である日、小路を入ったところで、車が雪に埋まって立ち往生している様子を見かけた。大雪に見舞われ、除雪という行政サービスが行き届かなくなった危機的状況の中、市民同士で助け合い、動けなくなった車を救出するとともに、協力して道路の除雪をしている光景に出くわしたのだ。この日本人的「お互い様」の精神こそ、少子高齢社会になって衰える地域社会の精神的な支柱である、と改めて感じた。限界集落となったとき、あるいは災害時のような危機的状況になったときに力を発揮できるよう、普段からこのような「お互い様」の精神に支えられたつながりを育んでおくことが、やはり必要だ。

　健康の領域では、この紐帯をソーシャル・キャピタル（社会的関係資本）と呼び、個人の健康にとっての重要な「資源」であると認識されている。いや、むしろ個人の健康にとってだけでなく、「お互い様」の除雪の光景からもわかる通り、地域社会全体の機能としても、重要な「資源」

となるのである。

ソーシャル・キャピタルをつくり出す公園

　毎年、雪が少なければいいのになぁなんて思っていても、北海道には
やはり雪が降る。大雪の年もある。大雪のときは、雪かきは当然で、積
み上げる場所がなくなると、近所の公園まで雪運び（道南では雪投げと
言う）をすることになる。

　そんなとき、ふと公園の入り口を見ると、看板に長い時間をかけて公
園を整備する旨の案内文があることに気が付いた。どんな公園に変貌す
るのかなぁ、などと勝手にいろいろな想像を巡らせた。

　公園はこれまで、子どもたちの遊びの場の主役だった。しかし今後は、
それだけではなく、多くの機能が望まれる。できれば、「中高年の健康づ
くりの場」としての公園づくりを検討してもらいたい。それには、簡単
な身体活動のための運動器具や、公園を周回するウォーキング・ロード、
また公園が基点となったウォーキング・コース、そして休憩しながら語
り合える屋根のある休憩場所などが必要だろう。

　ヨーロッパでは、定期的に「隣近所の日」を設け、地域住民が近所の
公園や集会場に集まり、一緒に食事をするという試みが実施されている。
これは、希薄になった地域の人間関係をもう一度強化して、ソーシャ
ル・キャピタル（社会的関係資本）を形成することにより、地域住民の
健康づくりや、高齢者の孤独化の防止に活かすための取り組みである。

　このような活動を参考に、公園を「家族や地域住民の集う場」として
機能させることが望まれる。例えば、家族や友だちなどでバーベキュー
ができる場所や、ペットのためのドッグラン、また数台でもいいから駐
車できるスペースなども、あると良いかもしれない。

　いろいろと勝手なことを書いたが、公園の整備計画には、このような
市民感覚の発想がどのくらい盛り込まれているのだろうか。まさか、役
場職員と公園整備業者だけで勝手に決めているのではないか、と心配に

なってしまった。

　私たち市民の日常生活や健康づくりに大いに役立つ可能性がある公園なのだから、地域に暮らす住民のさまざまな発想やニーズを取り入れてもらいたいものである。

§ 世代間交流

健康と資源の拡大のために世代間交流を意図的に!

　人間関係は、健康のための資源（社会的関係資本＝ソーシャル・キャピタル）である。

　とくに高齢者の場合、健康のためだけではなく、閉じこもりや孤独死を防ぐための重要な資源でもある。家族と一緒に住んでいる高齢者や友人が多い高齢者は、健康で豊かな人生を送れる可能性が高い。趣味やスポーツを通じた仲間を持ち、地域活動やボランティアを介して交流することは、健康の維持・増進にとって、とても大切なことである。

　最近は、こうした高齢者の健康に必要な人間関係の一つとして、世代を超えた交流、いわゆる世代間交流が注目を浴びている。また、世代間交流による介護予防の効果についても、期待が寄せられている。高齢者同士だけでなく、若い人たちと交わり、彼らの文化を知り、意見交換することは、若返るための特効薬なのだろう。「若い人のエキスを吸う」と言うのも、まんざら冗談ではないかもしれない。

　世代間交流というと、おじいちゃんやおばあちゃんという立場で、小学生に昔遊びを教えたり、戦争体験を話したり、というのが定番だろう。もちろん、そうした交流も、意味のあるものだろうと思う。だが、それにとどまらず、例えば、中学生と一緒に地域のボランティア活動を行ったり、高校生から携帯電話やスマートフォンの使い方を学んだり、子育ての先輩として子育て世代の若いお母さんたちと交流するというように、世代間交流の内容や幅を広げることが必要ではないだろうか。

昔なら三世代家族が多く、家族の中で当たり前のこととして、このような交流が行われていたわけだが、おじいちゃんやおばあちゃんと暮らす機会が少なくなってきた現在では、地域や学校がこうした機会をセットすることが必要なのではないだろうか。

　私が健康づくりのお手伝いをさせていただいている北海道天塩町では、高齢者と高校生に交流してもらいながら、地域の健康づくりのことを話し合う、という機会を設けたことがあった。こうした試みを通して、高校生が今まで考えたことのなかった地域の健康づくりについて関心を示すようになったり、高齢者が孫世代の子どもたちの健康問題について考えるようになったりと、多くの成果が得られた。そして何よりもこの取り組みは、高齢者の健康のための関係資源の拡大につながっていったのであった。

　近頃は函館市でも、小学校と町内会が協働して、清掃などのボランティア活動を実施しているところが数多く見受けられるようになった。子どもたちの教育や健全育成という観点だけでなく、高齢者の健康という観点からも、こうした活動の幅を広げてほしいと思う。

学生が地域と関わる意義と効果

　9月上旬、東洋大学の学生33人を引き連れて、道南の今金町でゼミの夏合宿を実施した。高齢者運動会のサポートや、演芸会での悪徳商法防止劇、男性高齢者の料理サークルとの交流、ジャガイモ掘り、役場職員の方々との交流会、キンボール体験などなど、2泊3日で盛りだくさんのメニューを学び、楽しんだ。

　主に高齢者の方々との交流が中心であったが、都会育ちの学生たちにとっては、少子高齢化の進む北海道の町で体験したことすべてが価値あるものだったに違いない。とかく、自分たちの生活範囲や価値観だけでものを考えがちな学生にとって、今後の日本社会や自分の住む地域を考える良いきっかけになったのではないか、と思う。

一方、今金町にとっても、大学生の年代の若者が町内には少なく、彼らのような若者がまちの活動をサポートすることは活気にもつながり、良かったのではないか。

　この日の高齢者運動会は、毎年参加している町内の幼稚園児に加え、大学生も参加したことにより、ほかでは見られないユニークな三世代交流企画となった。また、高齢者向けの悪徳商法防止劇でお婆さん役を演じた学生は、杖を借りた会場内の高齢者に「私が生きている間にもう一度、あなたにお目にかかりたいわ」と演技後に声を掛けられ、感動のあまり涙を流していた。学生にとっても、掛けがえのない素晴らしい感動体験となったと思う。

　函館においても、地元の函館大学の学生が地域の調査をしたり、北海道教育大学函館校の学生が総合型スポーツクラブを通じて地域の子どもたちとスポーツ交流をするなど、さまざまなフィールドワークが実践されているようだ。

　学生にとって、こうした活動を通じた教育効果は、大きいように思う。高等教育機関の教育関係者は、このような教育効果に気付くとともに、学生の目を地域に向ける取り組みを企画すべきであろう。

　もちろんそこには、学生を受け入れる行政や地域関係者、住民の理解が欠かせない。このゼミ合宿も、今金町の町長や職員のみなさんの理解があったからこそ、実現した。今金町のみなさんには、感謝の言葉しかない。

地域で伝統をバトンしながら維持する高齢者の健康

　家族は、さまざまな機能を持っている。休息の機能や生殖、保育、教育、老親の介護など、さまざまである。しかし、その機能が家族形態や夫婦の役割の変化とともに、消失しつつあると言われる。そのため、家庭に帰っても憩えない、子どものしつけが満足にできない、年老いた親の面倒をみられない、といった問題で悩む家族も増えている。

このような問題の中の一つに、家族の伝統を継承できていないことが挙げられる。

家族には、さまざまな伝統や文化がある。それは例えば、お正月やお彼岸、お盆の料理にはじまり、神棚や仏壇の供え物、法事や供養、祝い事のしきたり、はたまた日常の味噌汁の味つけや漬物のつけ方など、さまざまである。こうしたことが親から子に、姑から嫁にしっかりと引き継がれていないのは、やはり問題だろう。まあ、スーパーマーケットに行けば、供え物のセットは売っているし、美味しい漬物も山ほど売られているし、インターネットで検索すれば、供養や祝い事のノウハウを知ることもできる。しかし、それぞれ家族固有の伝統や文化を継承することの意味は、そんなことでは代替できない、より奥深いものがあるように思うのだ。

そうした中で最近は、家族でサイクルすることのできない伝統や文化に関して、地域を基盤として引き継いでいく、という試みが展開されつつある。

具体的には、伝統食や祭りなどの継承が、それにあたる。町会や自治会などの単位で、地元の高齢者らが教え手となり、例えば冬場に向けて漬物の講習会を催したり、子どもの日にべこ餅（木の葉形の模様が特徴的な北海道の郷土菓子）を一緒につくったりと、家族の伝統・継承を地域で補完する、という試みである。

私は、こうした試みを「地域伝統サイクル事業」と呼んで勧めている。伝統の継承だけにとどまらず、世代間交流や地域の社会資源、ソーシャル・キャピタルの醸成にも、大いに役立つ。ひいては、高齢者の健康づくりのチャンスとして期待することもできる。

秋も深まってくると、冬に向けて漬物の材料がスーパーマーケットの店頭に並びはじめる。もうすぐ私は、母親がつくった美味しい漬物が食べられるが、地域においても、そうした心のこもったものが食べられるような地域の伝統サイクルを通じて、さまざまな伝統を次世代にしっか

りとバトンしていってもらいたい。

§「通いの場」としての公園のイノベーション

公園を機能転換し、高齢者が集える居場所にしよう!

　高齢者の健康づくりや閉じこもり防止のためには、家族や親族はもちろんのこと、友人や地域の人間関係が重要である、という科学的根拠が蓄積されつつある。最近は、こうした地域の人間関係を形成する試みがさまざまな市町村等でも実施されている。

　私が関わっている北海道今金町では、高齢者の学習活動（寺子屋）を通じた地域の人間関係づくりに取り組んだことがある。地域で展開した結果、この取り組みが高齢者の健康やQOLの向上に貢献していたことが確認できた。

　国は現在、高齢者の介護予防等のために「通いの場」づくりに力を入れており、日本各地で介護予防等に資する高齢者の人間関係形成のための居場所（サロン、通いの場）づくりが試みられている。公民館や集会所、町内会の会館、入浴施設、民家などを利用した、高齢者が交流できるような居場所づくりが、地域にこそ必要なのだ。

　ところで公園は、高齢者の居場所にならないだろうか。これまで公園は、子どもたちの遊び場であった。しかし少子化の影響で子どもの数は減り、遊びの内容も戸外の遊びからデジタルゲームなどへと変化したために、最近では、公園で遊んでいる子どもたちの姿がめっきり少なくなってしまった。もちろん、公園に子どもたちを呼び戻すことは必要なのだが、それだけでなく、公園を高齢者の居場所として活用することも、これからは考えるべきだろう。

　そのためには、高齢者が集いやすく、熱中症予防にもなる屋根のあるベンチやテーブル、高齢者対応のトイレ、軽運動ができる健康遊具といった施設・設備が必要となる。また定期的に、保健関係の専門家や運

動指導者などが回ってきて、健康づくりの実践などもできれば、より理想的だ。昔は子どものために紙芝居が公園を回っていたが、今後は高齢者のために健康づくりの専門家が回ってきて、そこに高齢者が集うという、そんな構図も素晴らしいと思うのだが、いかがだろうか。

　実は、将来的に日本以上の高齢化が懸念されている中国では、健康増進に関する国家政策のもと、そのような公園づくりが進められている。また、ヨーロッパでは、定期的な「隣人の日」を設け、高齢者が手づくりの弁当や菓子を持ち寄り、それを食べながら、公園や集会所で集うという試みが実施されている。世界に目を向けてみても、公園を健康づくりや人間関係づくりの場として活用する試みが広がっているのである。

　函館にも、大小さまざまな公園がある。中には、人気がなく閑散としている公園も見受けられる。草がぼうぼうと生え、せっかくの公園がただの空き地のようになってしまっているのは本当に残念だ。こうした公園の活用方法をもう一度見直し、高齢者の居場所へと機能転換させる試みを、ぜひとも実現させてほしいと思う。

ラジオ体操も、健康だけでなく、交流の機会に‼

　最近は、夏休みのラジオ体操の会場で聞かれる子どもたちの声が少なくて、寂しさを感じる。少子化の影響だろうか。それとも、親の時間に振り回されて遅くまで起きている子どもたちが多く、朝起きられないからであろうか。

　私が子どもの頃は、首からカードをぶら下げて、皆勤賞を目指し、夏休みは毎日、ラジオ体操に通ったものだ。眠い目をこすりながら、近所の子どもたちが集まってくる体操の会場で、私は体操後に少しでも早くハンコをもらうため、列の一番前で体操をしていたのを覚えている。振り返ればラジオ体操は、夏休みで起床の時間がルーズになる歯止めとして機能していたのだと思う。

　ところで、高齢者の健康づくりのお手伝いをさせていただいている北

海道江別市の大麻地区では、自治会関係者がラジオ体操の会をつくり、毎朝、公園に住民たちが集まっている。ラジオ体操自体が健康に良いので、健康づくりはもちろんのこと、地域の人間関係の形成や、高齢者の閉じこもり防止なども目的となっているのだと言う。先日、この風景を撮影した写真をいただいたのだが、その集いには高齢者だけでなく、若い世代のご夫婦や小さな子どもたちも参加していた。ラジオ体操を通じた世代間交流のきっかけになってくれるのではないか、と嬉しく思ったところである。

ラジオ体操は今、個人の健康づくりのためのプログラムとしても、再び注目されている。書店でも、ラジオ体操に関する書籍を見掛けることが多くなった。考えてみれば、ラジオ体操は、日本国民の老若男女が誰もができる体操で、ほかの国々には例を見ない体操プログラムである。

ラジオ体操を高齢者の健康づくりの素材として採用する地域も増えており、函館市の町会でもこのような取り組みが行われていると聞いたことがある。地域でラジオ体操を行うのであれば、高齢者だけでなく、ぜひとも世代を超えた取り組みとして展開させてほしい。

意外に役立つラジオ体操

私が勤める東洋大学のキャンパスがある埼玉県朝霞市のある夏の日の気温は36度だった。今年は、そんな猛暑日がずっと続いている。函館も、今年は暑かった。もはや「今年も…」という表現が適切かもしれない。温暖化の影響か、ここ数年は函館でもエアコンがほしくなるような夏が続いている。こんな猛暑が毎年続いて各家庭がエアコンをつけるようになり、夏場の電力不足がさらに深刻になることも懸念されている。

函館のわが家には、エアコンがない。先日、暑さで寝苦しく、朝早く目覚めたので、思い切って散歩してみたところ、ちょうど近くの小学校で夏休みのラジオ体操が行われていた。ラジオ体操の音楽を聴くと、私の中を流れる体育大学卒の血が騒ぐ。当然のことながら、飛び入り参加

させていただいた。

　参加してみてわかったが、子どもの数が本当に少なくなった。以前は、もっと大勢いて活気もあったと思う。一方で、目立ったのが、おじいちゃんやおばあちゃんによる付き添いだ。おそらくお父さんやお母さんは、まだ寝ていたり、朝の支度で忙しいのだろう。寝ぼけ眼の孫の手を引く祖父母の姿は、微笑ましさと滑稽さが相重なる光景でもあった。

　ところで、体操をしながら、子どもたちの様子を見ていたところ、ラジオ体操がきちんとできていない子どもが多いことに気付いた。とくに、第２体操になると、まったくできていない。最近は、小学校あたりで教えないのだろうか。音楽がかかれば誰もができる国民文化と言うべきラジオ体操なのだから、しっかりと教えてほしいものだ。

　最近、全国的に町内会や自治会が中心となって、ラジオ体操の集まりをつくり、毎朝、公園などで元気に実践しているところが増えている。夏休みには、これに子どもたちが加わり、世代を超えたラジオ体操の輪もできている。そして、なんと地域の関係づくりや高齢者の見守りにも役立っていると聞く。ラジオ体操って、こんなところにも役に立つのだから、もっと大切にしてほしいと思う。

高齢者像などの変化に合わせて公園の機能を変える

　先日、香港に行ってきた。その際、時間があったので、マカオまで足を延ばし、いくつかの世界遺産をじっくりと観る機会があった。最後に立ち寄った世界遺産は、ロープウェイで上ったマカオ市街が一望できる素敵な高台の公園の中にあった。

　その公園には、「健康径」という道があり、高齢者が簡単にトレーニングできる運動器具がたくさん並んでいた。スポーツジムさながらの雰囲気で、多くの高齢者が散歩やウォーキングをしながらトレーニングに汗を流していた。

　日本国内でも最近、腹筋や背筋、体幹の捻転などの簡単な運動ができ

る運動器具を公園や遊歩道に設置して、運動のための環境を整える自治体が増えている。函館市内でも、そのような健康遊具が置いてある公園をちらほらと目にする。このような環境は、とくに高齢者の体力づくり、健康づくりに大変有効だろう。

　少子化で子どもが少なくなり、公園で遊ぶ子どもたちの姿も減っているし、もともと昼間は、幼稚園や保育所で過ごしているため、その時間帯の公園は空いている。そうした時間帯や早朝、夕方などの時間帯を高齢者の運動の場として機能させることが大切だと思う。そのため私は、市内の公園に高齢者の体力づくりなどのための運動器具を数多く設置し、有効に活用してもらうことを提案したい。加えて、ちょっと休憩するためのベンチやあずま屋などもあれば、高齢者同士のコミュニケーションも豊かになり、新たな関係づくりの場としても機能するはずだ。

　高齢者の運動と言えば、以前はゲートボールみたいなイメージがあったが、高齢者像や高齢者のスポーツ志向が変化する中、地域高齢者の健康づくりや体力づくりの環境についても、ニーズや時代の要請に合わせて考え直すことが必要だ。

　ちなみに、公園に設置する体力づくりのための運動器具は高齢者だけでなく、すべての年代が使用できるし、女性の体力づくりにも有効である。子どもたちを遊ばせながら、ママもエクササイズができるなんて本当に最高だ、と思う。

公園の運動器具の使い方を地域で教える

　新型コロナ感染症の拡大に伴う緊急事態宣言が解除され、外出自粛が少し緩和されたある日、おいしいラーメンでも食べたいと思い、市内のラーメン店で久しぶりの外食を楽しんだ。味噌ラーメンを本当に美味しくいただいた。

　満腹で店の外に出て、孫を遊ばせるため、お店の近くの公園を訪れた。すると、はじめて立ち寄ったその公園には、バランス系や筋トレ系、ス

トレッチ系など中高年が運動するための運動器具が10種類くらい並んでいた。中高年の私は、娘と孫が別の遊具で遊んでいる横で、妻と2人で早速、いくつか試し、「なかなかいいね」などと感想を言い合った。

　ところで中国では、公園や歩道の一部を使い、何種類かのトレーニングができる運動器具を設けることが進められている。もともと中国は、公園や広場で太極拳や広場舞(こうじょうぶ)など、たくさんの中高年が集まって体操や運動を行う習慣がある。これらに加え、科学的なトレーニングができる運動のための器具や施設を公園や歩道に整備することによって、散歩や太極拳を行ったついでに、それらの運動器具を使って汗を流すという人たちが増えているようだ。

　日本でも10年以上前から、公園に数種類の健康のための運動器具を設置したり、ウォーキング・ロードに腹筋のできるベンチやストレッチのできるポールなどの設備を設置するなど、体力づくりや健康づくりのための環境整備が進められてきている。このような試みは、中高年の健康を支援する風土づくりとして、とても大切なことだと思う。

　ただ、ラーメン店の後に訪れた公園の運動器具もそうなのだが、結構、使い方がむずかしく、やり方によっては、けがや事故の可能性があるようにも思えた。そのようなことで水を差されないよう、まずはこうした運動器具等の使い方を知ってもらうことが大切だ。例えば、町会などの地域ごとに集まりを催し、正しい使い方をはじめ、健康づくりへの活かし方についての気軽な講習会などを開催してみては、どうだろう。せっかくの良い設備も使い方が分からないとか、間違って使っていては意味がないし、ご近所の知り合いを増やす格好の機会にもなると思う。

§ Win-Winの健康づくり

歩いて行ける場を高齢者の健康づくりの場に!

　高齢者の健康づくりは、大切だ。とくに、足腰が弱くなってヨタヨタ

する前に、生活に必要な筋力などの体力を維持することが、健康寿命の延伸には不可欠である。

　高齢者の中でも、前期高齢者はまだまだ元気で車の運転もできるので、公共のスポーツ施設や保健センター、民間のスポーツクラブなどで運動にいそしむ人も多いようだ。

　一方で、本格的に介護予防が必要となる後期高齢者の健康づくりは、家から歩ける範囲の場所で無理なく実践する、というスタンスが継続性という観点からも重要となる。

　そのための場となるのが町会や自治会の会館、公民館などである。ところが、このような施設はどうやら意外と予約でいっぱいで、新たに健康づくり教室などを実施するとなると、まず場所の確保がむずかしい、という声を耳にしたことがある。

　であれば、近所にあるさまざまなスペースを有効に使い、そこを健康づくりの場として役立たせては、いかがだろうか。例えば、温泉や銭湯、スーパーマーケットやショッピングモール、ドラッグストアなどの空きスペースの活用を提案したい。人々がたくさん集まる場所や気軽に接近できる場に健康づくりの場を設ける、という発想が重要である。スーパーマーケットやドラッグストアは、食や薬を扱っており、まさに健康をセットするに相応しい場所である。これは、経営者にとっても、販売促進につながる好都合なアイディアと言って良いのではないか。いわゆる、Win-Winの関係が成立するはずである。

　このほかにも地域には、学校や幼稚園、保育園などの施設が必ずある。とくに学校には、少子化に伴って空き教室があるので、それを高齢者の健康づくりの場として機能させない手はない。しかし、縦割り行政の融通のなさが原因で、それをなかなか実現できないでいる。本当に歯がゆいし、残念でならない。また、地域には児童館もある。児童館だって午前中は空いているし、学校よりハードルが低いだろうから、活用を模索すべきだ。

このような身近な場を高齢者の健康づくりの場として活用する柔軟な発想を、行政には期待したいと思う。

有益な資源である温泉を利用したWin-Winの健康づくり

　正月休みに何日か続けて、函館市内の温泉を訪れた。温泉は、最高だ。ゆっくりと温まり、露天風呂で空でも見上げれば、心も体も癒される。

　温泉と健康の関連は、多くの研究により明らかになっている。整形外科的な疾患のリハビリとしてはもちろん、皮膚疾患や神経系の疾患の治療など、多くの効果がある。コンピューターを操作する人たちの首や肩のコリや痛みといった頚肩腕障害の症状の緩和にも、温泉は最適だそうだ。また温泉入浴には、動脈硬化や高血圧に対する効果や、免疫力向上の効果などもあるとされ、注目されている。温泉は、まさに健康のために有益な資源なのだ。

　函館にも、湯の川温泉をはじめ、多くの温泉施設がある。ちょっと足を延ばせば、車で30分圏内の近郊にも、多様な泉質の豊かな温泉環境がある。そして、とにかく入浴料が安い。これらの温泉のほとんどが500円以内で利用できる。年に何回か、疲れたときに東京都内の大型入浴施設に行くことがあるのだが、入浴料は1500〜3000円くらいが普通だ。それに比べて、銭湯並みの料金で入浴できる函館の温泉施設は、とにかく安い。東京から知人が来ると、必ずと言って良いほど温泉に案内するのだが、リーズナブルだと羨ましがられる。

　というわけで函館市は、その強みと言える温泉環境を市民の健康のための資源として、さらに有意義に活用すべきである。温泉には人がたくさん集まるので、まずは温泉施設に健康づくりの場としての機能を付加することが大切だ。

　例えば、血圧計の設置、さらには医療の専門家による健康相談の窓口を定期的に開設するといった医療的なサービスも考えられる。ほかにも、ヨガやストレッチの教室の開催、器具や設備の拡充をした運動の場と温

泉をリンクさせることも、一つのアイディアである。函館近郊の民間温泉施設の中には、パークゴルフとのパッケージ化をはかっているところがあるが、こうした発想こそが企業戦略的にも健康づくりの観点からも重要である。

設備投資が不要な提案の一つとして、市民体育館の運動施設利用者は温泉ホテルの日帰り入浴が割引になる、といったサービスがあったら、運動を楽しむ人たちにとってはもちろん、ホテル側にとってもメリットがあるように思うのだが、いかがだろうか。

健康づくりには、こうしたWin-Winの発想が必要である。健康づくりと聞くと、保健行政に課せられた仕事として捉えてしまいがちだが、健康づくりこそ、民間企業の経営戦略として有用なチャンスであり、民間と行政との協働が不可欠な分野と言える。函館の強みである温泉環境は、こうした発想により、もっと優れた健康づくりの環境として磨かれるべきなのである。

函館アリーナの健康づくり的・地域振興的な活用法

函館アリーナが完成した。そして、ある日のニュースが、こけら落としとして、北海道出身の人気ロックバンドGLAYのライブが行われ、大勢のファンが集まったことを伝えていた。

老朽化した市民体育館から、新しく函館アリーナに生まれ変わったことを機に、函館市民のスポーツや健康づくりに関わる新たな振興策が展開されることを期待したい。

新しいアリーナには、体育館はもちろん、武道場やスタジオ、トレーニングルームなどが併設されている。その中でもトレーニングルームには、筋力トレーニングのマシーンに加え、ランニングマシーンなどの有酸素系の運動ができる機材が数多く導入された。そのため、中高年の健康づくりのための施設として大いに役立つと思う。

それまで市民体育館のトレーニングルームは、筋力トレーニング系の

マシーンが中心で、マニアックなトレーニング愛好家の場所のような雰囲気がかなり漂っていたので、ようやく気軽に市民が利用できる施設になった、という感じがする。

　北海道では冬場、雪の影響によってウォーキングやランニングといった有酸素系の運動が不足するので、とくに中高年の人たちは、雪の時期に積極的にアリーナを利用し、健康づくりに励んでみてほしい。

　新しいアリーナの利用にあたっては、午前中から午後にかけては中高年、夕方は学生、夜は社会人と、年齢層で分けるなどの配慮が必要だろう。また、個人利用だけでなく、サークルや団体、町会単位で定期的に使用できるようなシステム構築も必要だと思う。

　管理する財団には、一人でも多くの市民が利用できるような施設運営の工夫をお願いしたい。個人的に私が利用するとしたら、運動した後にはお風呂に入りたいので、近くの湯の川温泉の日帰り入浴の割引券を配布してくれると嬉しい。また、帰りがけに仲間と一緒に食事もしたいので、近隣の飲食店の割引券やクーポン券などを受付に置いていただければ、助かる。スポーツや健康づくりを通じた、こうした地域振興も函館アリーナには期待したいと思う。

　さあ、みなさんも、新しい函館アリーナを有効活用しよう！

音楽でも若者の健康づくりを!

　ついに、函館アリーナが完成した。スポーツイベントはもちろん、地元出身の人気ロックバンドGLAYを皮切りに、多くのミュージシャンがコンサート会場として、このアリーナを使用するだろう。

　これまでの函館市民会館は、収容できる観客の数が少なかったため、著名なミュージシャンを呼んだ大型のコンサートが開催できなかった。しかし今後は、日本武道館や横浜アリーナをコンサート会場としているような有名ミュージシャンのイベントが期待できる。

　先日も、新聞に小田和正のコンサートが開催されるという告知が出て

いた。オフコース時代からの小田ファンとしては、本当にうれしい限りである。今までなら、小田和正のコンサートなんて、函館では考えられないことだったのだから。

ところで、音楽にはストレスを緩和し、精神的状態を安定させる効果があることが、多くの研究で明らかにされている。また、音楽文化の豊かな都市では、犯罪や非行が少なく、薬物依存や自殺などの発生率も低い、という研究論文を目にしたこともある。つまり、健康づくりにとっても、音楽や音楽文化は必然なのだ。

函館は、歴史や文化のまち、水産や海洋研究のまち、観光のまちとして知られる。加えて、スポーツや音楽のまちとしての戦略を展開していくことも、必要ではないだろうか。

考えてみれば、函館は多くの著名なミュージシャンを輩出している。それ自体がまちの財産であり、音楽のまちづくりの可能性を感じさせてくれる。人気バンドのGLAYが函館山やベイエリアを一望する緑の島を満杯にしたと喜んでいるだけでなく、全国に「音楽の街、函館」のイメージを持ってもらうような音楽の大規模イベントを開催していけば、経済効果をはじめとしたインパクトは計り知れない。

北海道内では、札幌のSAPPORO CITY JAZZ、岩見沢の野外音楽フェスJOIN ALIVE、石狩湾新港で行われるRISING SUN ROCK FESTIVALなど、有名な音楽イベントが以前から開催されている。これらに匹敵するような大型イベントを函館でも期待したい。

函館エリアは、若者が楽しめる文化が少な過ぎる。とくに若者が楽しめて、熱く盛り上がれるような音楽イベントを熱望する。結果的として、それも彼らの健康づくりにつながるはずなのだから…。

健康づくりを地域に広げる病院

2015年にヘルスプロモーティング・ホスピタル・ネットワークの発会式が東京で開催されたので、参加してきた。これは、WHO（世界保健機

関）が進める戦略で、病院が患者や職員、地域住民の健康水準の向上を目指して、地域社会や行政、企業、ＮＰＯなどとともに健康なまちづくりを行いながら、幸福、公平、公正な社会の実現に貢献する、という取り組みである。

　国内で加盟している病院としては、長野県の佐久総合病院や福岡県の千鳥橋病院が有名だ。そんな中、函館のとある病院関係者も、この発会式に参加していた。市内からも近いうちに、地域の健康づくりまでを考える病院が登場することを期待したい。

　病院は文字通り、病気やけがを治すところである。その病院が、病気にならないための情報を地域に提供し、健康づくりの活動を積極的に推進することは、とても大切な役割である。考えてみれば病院は、比較的交通アクセスの良い場所にあるし、病院自体がマイクロバスなどで患者の送迎をする場合も少なくないので、とくに高齢者にとって足を運びやすい場であることは間違いない。その病院が、病気でなくても行けるような健康づくりの拠点の一つとして機能することは、とても意味のあることではないだろうか。

　病院や診療所がひと頃、高齢者のサロンと化していることが問題となっていた。しかし、ときには発想の逆転が必要だと思う。集まってくるのであれば、いっそのことむしろ病院を高齢者の健康づくりのためのサロンに位置づけてしまう、というのもアリかもしれない。

　そして、病院の専門職が生活習慣病や感染症の予防の知見などを学校や企業、地域に提供することも、とても重要な健康教育的なアプローチだ。病院の専門職が伝えれば、科学的根拠のある内容となり、信憑性をもって聞いてもらえるだろう。函館にも、こうした取り組みを実践している病院があるので、さらにそのアプローチを強化してほしいと思う。

　ヘルスプロモーティング・ホスピタルはまた、病院職員の健康も求めている。函館の病院職員は、健康だろうか。喫煙、飲酒、生活習慣病…は当然、大丈夫…と信じたい。

高齢者の冬場の健康づくりは病院で!?

　近年は温暖化のせいか、函館も暖冬で雪が少ない。結構なことだが、師走になり、クリスマスや大みそかが近づくと、雪があったほうがそれらしい雰囲気になるのになぁ、とわがままな感情を抱いてしまう。

　とは言え雪国では、雪が降ると、どうしても戸外の活動量が減り、高齢者の健康づくりや体力づくりにはマイナスになってしまう。かと言って、無理して雪道を歩けば、転倒による骨折が怖い。雪かきが結構な運動になると言っても、重い雪の運搬が関節の障害を誘発することもある。また、屋根の雪下ろしによる転落事故も毎年、多発している。このような結果、高齢者は家に閉じこもりがちになる。冬場には、たまに近くの温泉に車で行くくらいが関の山で、やはり体力低下が心配される。

　そんなわけで雪国には、高齢者が集まって運動をする場が必要だ。高齢者が通いやすい町会の会館や公民館、温泉、商業施設などがその有力候補になるだろう。また、体育館やプールといった公共の運動施設や保健センターなどでは、送迎車両を確保するなど、高齢者がアクセスしやすい設備・環境を整えてもらいたい。もちろん費用はかかるが、有料でも少額であれば、高齢者のニーズに適うだろうし、地域としても医療費や介護費の適正化につながってメリットが生じるものと思う。

　さらに、場合によっては、病院の中で健康運動教室を開催するくらいの斬新な発想もほしいところだ。病院等は、もともとアクセス環境が整っているので、例えば薬をもらうついでに健康づくりをするというのも良いかもしれない。また、病気を抱えた高齢者だけでなく、一般の高齢者を集めて健康づくりを実践することも、これからの病院には必要な役割だろうと思う。

　世界的には、先ほど紹介したようにヘルスプロモーティング・ホスピタル（ＨＰＨ）という試みが展開されている。文字通り、病院が地域の健康づくりの中核を担う、という発想である。がんや循環器疾患といった疾患ごとの拠点病院の整備ももちろん必要なのだが、健康づくりを志

向する病院も、函館にはあって良いと思う。市内のどこかの病院に取り組んでいただくことを期待したい。

§ スポーツと健康

マラソン大会も立派な健康づくりの環境

　ある情報誌に以前、コラムを書かせていただいた折、函館ハーフマラソンをフルマラソンへ拡大すべきという提案をしたことがある。嬉しいことに、それが現実のものとなるかもしれない。函館市長が、函館ハーフマラソンのフルマラソンへの拡大を発表したのだ。

　フルマラソンになれば、大会自体のネームバリューも上がり、全国から大勢のランナーや応援の家族、関係者などが集まる。宿泊施設などをはじめ観光産業にとっては、格好のビジネスチャンスとなる。ぜひとも、全国から多くのランナーが集まる活気ある大会にしてほしいものだ。

　それに向けて、提言が3つある。まずは、コースの景観だ。できれば、国の重要文化財に指定されている明治時代の歴史的建造物である旧函館区公会堂や五稜郭などの観光施設の脇を走り抜ける選手の姿を見てみたい。東京も北京もニューヨークも有名なマラソン大会では、観光資源を意識したコース設定がなされている。テレビで中継されれば、観光地としての函館のPRになる。

　次は、良い記録の出るコース設定だ。ランナーたちは、記録を求めて集まる。現在のハーフの延長で海岸線を走るコースでは、良い記録が期待できない。函館市内の地形や風向きを上手に利用した世界記録も期待できるようなコース設定が期待される。

　そして最後が、多くの市民ランナーも参加できる大会運営である。そのためには、制限時間を長めに設定し、大勢が完走できるようにすべきだろう。ホノルルマラソンとまでは言わないが、多くのフィニッシャー（完走者）が出る市民マラソンにすることが大切だ。

東京マラソンのために都内のど真ん中を長時間、交通規制させた石原慎太郎・元東京都知事のように、函館市長には絶大なリーダーシップを発揮していただきたい。当然、警察との交通規制交渉が大変にはなるだろうが、「景観」と「記録」と「市民」をコンセプトとした日本一のコース設定を実現させてもらいたいと思う。

　さて、陸上関係者でもない私が、なぜこんなにフルマラソンに固執するのかというと、マラソンの大きな大会は、健康づくりの環境にもなるからだ。大きなマラソン大会を主催する都市には、市民ランナーが多い。その結果、その人たちがモデルとなり、ジョギングやウォーキングをする人口が増えることが考えられるのである。市民の健康づくりの観点からも、大きな大会にしてもらいたいと思う。

市民と地域でつくる駅伝大会への期待

　お正月恒例の箱根駅伝。2012年は、私が勤めている東洋大学が総合優勝を果たした。前年の箱根駅伝から全日本学生駅伝などずっと2位に甘んじていたので、優勝はむずかしいかもしれないと思っていたところ、学生たちの頑張りにより、見事に優勝を奪還した。おかげで、気分の良いお正月を過ごさせてもらった。

　ところで、関東には、地域にさまざまな駅伝大会がある。私が支援を行っている埼玉県飯能市にも、奥武蔵駅伝という大会が1月下旬にあり、高校生から一般までなんと200組以上が参加する。東洋大学も毎年、この駅伝に参加しており、箱根駅伝の区間記録を3度も更新して「山の神」と呼ばれた、あの柏原竜二君も走ったことがあるそうだ。実はこの大会は、行政をはじめ、地域住民が参加者やボランティアとして関わって盛り上げている大会となっている。

　一方、函館でも毎年、秋に道南の駅伝大会が開催されている。この駅伝大会の存在を函館の人たちは、どのくらい知っているだろうか。そして、どのくらいの人たちがこの駅伝に関わっているだろうか。この大会

には、これまで以上に多くの市民に参加してもらい、より認知度の高い駅伝大会に成長してもらいたい、と私は思っている。前述したように、マラソンなどの大会を主催しているまちでは、ランナーが数多く育ち、その結果として、その市民の健康づくりにつながることがわかっているからである。

　函館では、間もなくハーフマラソン大会がフルマラソンの大会になり、全国的にも有名なマラソン大会に成長することが期待されている。多くの市民ランナーが育ち、これまで以上にスポーツや健康づくりの機運が高まるに違いない。道南の駅伝大会にも、こうした機運向上の一助となってもらいたいと思う。

　学校や職場、地域などでチームを組み、小中学生から高校生、大学生、社会人など、老若男女さまざまな年代の市民が参加する大きな駅伝大会に成長すれば、素晴らしいと思う。

プールは一挙両得!?

　冬場における高齢者の運動の促進は、なかなかむずかしい。雪が積もってなければ、戸外でウォーキングや散歩などが問題なくできるのだが、アイスバーン化した道では転倒による骨折が心配される。ポールを持って歩くノルディック・ウォーキングといった多少安全なものもあるにはあるが、完璧に転倒のリスクを回避することは不可能だ。

　そんな状況で、わざわざスポーツクラブに通って運動するというのも面倒なので、ついつい温泉に行って、気持ち良くなって終わり、なんてパターンになりがちだ。温泉は、確かに気持ち良いし、健康にとっても効果があるが、運動効果をもたらす要素がない。とりわけ、高齢者に大切な筋力アップの効果は、ほとんど期待できない。

　そこで、同じ水に入るなら、プールに入って泳いだり、歩いたり、体を動かすことをお勧めしたい。水中は浮力があるので、関節にかかる体重の負担を軽減することができるし、何より、水の抵抗によるレジスタ

ンス効果があって、筋力向上につながる。また、プールに入った後に温かいジャグジーやサウナに入れば、免疫力がアップして、風邪の予防にも効果がある可能性もある。

しかし、市内のプールを覗いても、それほど多くの高齢者が水泳や水中運動を楽しんでいる様子はない。多くの高齢者がプールに足を運ぶ姿を期待したいものだ。女優の吉永小百合さんだって、週に数日はプールで泳いでいるそうなので、もっとプールを活用しよう。

温かくて気持ち良い温泉をついつい選んでしまうところだが、ちょっと気持ちを奮い立たせてプールに足を運んでみよう。プールで体を動かし、ジャグジーやサウナで暖まれば、温泉以上の爽快さを感じられるだろう。その上、筋力アップもできるので、一挙両得だ。

それには、まず水着が必要だ。さあ今すぐ、スポーツ用品店に行って、素敵な水着を購入しよう。まずは形から、である。

若者のゴルフ人口を増やさないと…

下手の横好きだが、私の趣味はゴルフである。

先日も、仲間とゴルフを楽しんできた。ラウンドが終わって、食堂に行くと、そこにいる大半が私より年上と思われる方々で、若者はほとんどいなかった。男子プロの石川遼やスマイルシンデレラで有名になった渋野日向子といった若いスター選手が登場し、ゴルフもそれなりに若者に人気があるスポーツだと思っていたのだが、実際に趣味としてゴルフをたしなむ若い人たちは案外少ない、というのは大変残念だ。このまま何年か経ち、ゴルフ人口の中心を占める高齢者がゴルフをしなくなったら、一挙に一般ゴルファーが減ってしまい、函館近郊のゴルフ場も閉鎖や倒産が避けられなくなるのではないか。

それは、単にゴルフ人口が減るという問題にとどまらない。結果的に、函館や道南のスポーツ振興や健康づくりの妨げとなりはしないか、という懸念があるからだ。何とかして、継続的なゴルフ人口の維持のために

若者のゴルファーを増やすことが必要だろう。

　そのためには、まず料金設定の見直しが不可欠だ。一般的に、平日の料金は以前よりかなり安くなっており、近郊だと食事や入浴も付いて5000円以内で楽しめるゴルフ場すらある。しかし、仕事に従事している若者は平日にゴルフはできないので、平日料金を安くしても意味がない。したがって、土日や休日の料金に関し、30歳以下を対象に思い切って安くしてみることが必要だろう。さらに、早朝や午後にラウンドする若者についても、料金を下げてみてはどうだろう。若い人たちが懐具合を気にせず、気軽にゴルフができる環境を早急に整えてもらいたいと思う。

　ゴルフは、金持ちのスポーツというイメージがある。しかし外国では、セルフで回れるパブリックコースはとても安い料金でラウンドできる。その意味でゴルフは、市民スポーツなのである。ゴルフはまた、高齢になって体力が衰えてもそれなりに楽しめて、健康づくりにも役に立つ生涯スポーツでもある。

　ゴルフ場関係者のみなさん、若者にやさしいゴルフ環境づくりについて、ぜひ真剣に検討してみてほしい。

歩く価値のあるまち

　雪が溶けて暖かくなると、何となく動きたくなる。私も、ウォーキングやランニング、大好きなゴルフなど、冬季にできなかったアクティビティを再開した。みなさんは、どのようなアクティビティをはじめただろうか。

　先日、函館山を毎日のように登山している人たちの記事を目にした。私にとって函館山と言えば、小学校のときの遠足や高校時代の文化祭後の打ち上げ場所の定番であった。天気が良ければ、気持ち良く登山できる函館山は、中高年にとって手頃な高さで、健康づくりに最適な山である。登って降りて、トータルで700kcal以上は消費するのではないだろうか。その意味では、ダイエットにも効果的だ。函館山と言えば、夜景が

イメージされるだろうが、市民の健康づくりのフィールドとして格好の場所なのである。

　ところで函館市内には、函館山のほかにも、香雪園や四季の森公園、西部地区や大森海岸といったウォーキングやトレッキングに最適の場所が数多くある。こうした場所を市民の身近な健康づくりスポットとして活用することも大切だ。しかし、頻繁に利用できるようにするには、それなりの工夫と環境整備が必要だ。例えば、美化の工夫やコースの整備、駐車場や休憩するためのベンチ、トイレの確保などが不可欠である。

　何もない普通の公道にウォーキング・コースを併設するのも良いのだが、排気ガスがあふれる道を歩くよりは、自然が豊かで景観の素敵なウォーキング・コースを闊歩するほうが、歩く意欲も湧いてくる。

　このような歩きたくなるような雰囲気の函館市内の道や自然は、何も観光客だけのものではない。市民のための健康づくりの資源でもある、と再認識することが必要だろう。

　全国的にも、ウォーキングは中高年の健康づくりのための運動として定着している。しかし函館市内では、ウォーキングを愛好する人口はまだまだ少ない感がある。今一度、私たちに身近な函館市内の場所を「歩く」という視点から見直してみて、函館が歩くに値するまちであることを再確認してみよう。

トレッキングコースの整備

　久しぶりに妻と函館山を登った。「高校生の頃、文化祭の後にみんなで登る風習があったんだよ」。昔を懐かしみ、話をしながら、1時間ほどのゆっくりとしたペースで汗を流した。風が少々強かったものの、天気は良く、気持ちの良い登山だった。函館山は植生も豊かで、鳥のさえずりや虫の声も聞こえ、観音像などの見所もいくつかあり、なかなか面白いトレッキングコースだと思う。

　下山は、下り坂が膝に良くないので、ロープウェイを利用しようかと

思ったのだが、強風のために運転停止になってしまい、徒歩で降りることにした。しかし、これがなかなか気を抜けない下り道で、岩がとび出ていたり、ピンポン玉くらいの石がゴロゴロしていて、足をとられて転ばないよう、足元を気にしながらの下山となった。「石ころを取り除いてもう少し整備してくれればねぇ」「例えば、ウッドチップを敷き詰めてくれると柔らかくて良いのに…」などと、にわか登山者ながら勝手な注文ばかりが頭に浮かんでしまった。

　ウォーキングやハイキング、トレッキングなどは、特別な道具をあまり必要とせず、誰でも手軽にはじめられる健康づくりに有効なスポーツである。とくに、自然の山道を歩くトレッキングは、下半身の筋力を鍛える効果があるだけでなく、樹木から発散される香り成分フィトンチッドによる森林浴の効果があるとされ、癒しや安らぎを得られる利点もある。足腰に自信のない人であっても、ストックを持って歩くノルディックウォーキングで登山をすれば、転ぶ心配が軽減されるし、上半身も使うので全身運動にもなって、健康づくりには有益だ。

　というわけで、函館市内近郊には函館山も含め、豊かな森林環境があるので、市民が楽しめるトレッキングコースをもう少し整備・充実させては、どうだろうか。わがままを言わせてもらえば、温泉のある施設の駐車場に車を止めて、そこからスタートするウォーキングやトレッキングのコースがあって、終わったらその温泉に戻ってきて、お湯に浸かって疲れをとって帰る、というパターンが最高だと思う。

モールウォークのすすめ

　冬場になると、高齢者の行動範囲が狭くなる。仕方がない。路面は雪でつるつる、うっかり転倒でもしたら骨折の危険があり、やはり心配だ。だから、高齢者は自宅から出ない。いや、出られないのだ。

　だからと言って、家にこもっていると、運動量が減る。そうなると、肥満や糖尿病といった生活習慣病の悪化が心配されるばかりか、筋力減少

などの体力の低下を招き、介護予防の観点からも、とても大きな問題となる。まさしく、悪循環である。

　かと言って、冬場に高齢者が安全に歩ける場所や公共施設は、なかなかないのが現実だ。唯一、民間のスポーツクラブが思い浮かぶが、ここはやはりある程度、体力のある高齢者でなければ、敷居が高くなってしまう。

　そうした中、ショッピングモールを高齢者のウォーキングの施設として役立てようという試みが世界的に注目されている。天候に左右されないショッピングモールの中を、買い物をしながらブラブラ歩くも良し、歩くことを目的にいつもより早めのスピードでショッピングモールを2〜3周程度歩くも良し。さまざまな歩き方をするのに適した環境なのだ。そこに、ちょっとした健康器具や休憩場所などを設ければ、より素晴らしい健康づくり環境ができ上がる。これに、保健センターの保健師等の専門職による血圧測定や健康相談のコーナーでもあったら、最高だ。

　ところで、この取り組みが注目されている理由は、ショッピングモール側にとっても、商品の売り上げに結び付く試みとして歓迎されているからだ。だからこそ、ショッピングモールが病院のように送迎車を出しても、利益につながるようなビジネスモデルがデザインできるのである。

　さて、残暑の厳しい季節に、何を言っているのか、と思われるかもしれない。この記事を読んだショッピングモールやホームセンター、デパートなどの関係者が冬場の顧客確保のために、今からこんなビジネスモデルを考えて、実現させてくれればと思い、敢えて残暑の中、提案をさせていただいたのである。

§ 地域のブランド力

地域ブランド力を市民の幸福につなげる戦略

　民間シンクタンクのブランド総合研究所が「第11回地域ブランド調査

2016」の結果を発表した。函館市は、３年連続で全国1000市区町村の中で最も魅力的な都市に選ばれた。

　観光意欲度も前年に続いて１位で、同研究所は「北海道新幹線開業を契機に、函館に行ってみたいという気持ちが高まっている」と分析している。調査項目別に見ると、食関連分野で高評価を得たようで、まちのイメージでは「食事がおいしい」と「地元の食材が豊富」の項目で１位。また、食品想起率は２位で、松阪、米沢、京都といったブランド食品や伝統料理が根付いた地域と肩を並べている。

　一方で、日本総合研究所編集の「2016年版都道府県幸福度ランキング」の調査によると、函館市は全国42の中核市の中で幸福度が最下位となっている。幸福度を評価するための項目の中で、とくに悪いのは「出生率」「自殺者数」「平均寿命」「要介護認定率」「外国人居住数」「若者完全失業率」「止規雇用者比率」「高卒者進路未決定者率」「製造業労働生産性」「女性の労働力人口比率」「生活保護受給率」「待機児童率」「一人暮らし高齢者率」「大学進学率」などで、これらはほとんど最下位である。

　地域ブランド日本一に酔うことなく、今後はこれらの厳しい評価結果も踏まえ、そのブランド力を市民の幸福につなげるといった戦略が必要だろう。「行ってみたい都市」としてだけではなく、「定住してみたい都市」を目指すことも大切だ。例えば、国内の裕福な高齢者や中国の富裕高齢者を対象とした定住型福祉ビジネスも、函館なら成功するかもしれない。こうした福祉ビジネスで若者や女性の雇用を創出し、経済活性に結びつける発想も必要だろう。

　観光や水産にいつまでも依存することなく、それらをブランドとしながら、健康や福祉、教育を中心とした都市機能のイノベーションをはかることが大切だ。市長をはじめ、函館の行政や議員のみなさんの発想の転換に大いに期待したい。

函館市民の幸福度は!?

　函館市民の幸福度が中核市の中で最下位レベルだと書かせていただいた後、この話題が函館市議会でも取り上げられた。これについては、市長がコメントを出したり、ほかの新聞でも大きく取り上げられたりと、結構な話題となっているようだ。

　この幸福度は、市民の生活に関連する項目をそれぞれ得点化して算出されているものである。函館市民の幸福度を下げている項目は、「教育」「福祉」「保健」「医療」と市民の生活に直結したものばかりだ。このような誰もが受ける公的なサービスの質が低く、量も不足している状況は、市民にとって最も残念なことと言って良いだろう。

　これらの質と量を確保するためには、大胆な行政施策が必要で、例えばそれらのマンパワー輩出を担保する保健福祉系大学の設置もその有効な対策となる、と考えている。

　一方、女性の社会進出の低さや待機児童率の多さなども目立っており、それらも函館市の幸福度の足を引っ張っている。すなわち、女性が仕事をしやすい環境が整っておらず、子育てと仕事が両立しにくい現状が露呈しているのだ。また、男性が家事に消極的であるなど、私も感じる函館市民にはびこる妙な男尊女卑的な考え方も、女性の社会進出の足かせになっている可能性もある。であれば例えば、こうした考え方を払拭するためのジェンダー教育などを小中学校等で積極的に展開するような取り組みが必要かもしれない。

　ところで幸福とは、個人の極めて主観的な感覚である。したがって、複数の項目で幸福度を客観化するなんてそもそも相応しくない、という主張があることも事実だ。幸福度が高い国で有名なブータンだって、同じ調査項目で算定すれば日本より下になるだろう。

　では、函館市民の主観的な幸福度は実際のところ、如何ほどなのだろうか。なかなか胸を張って日本一だとは言えないのではないか。さまざまな取り組みにより、「地域ブランド力日本一」に見合った市民の幸福度

の向上を求めたいものである。

日本一の福祉都市を目指すのならば…

函館市長は、市民一人一人の幸せを大切にした「日本一の福祉都市構想」を表明されている。私がコラムで取り上げた幸福度が議会でも話題になり、市民の幸福に関する議論がはじまったことは、大変嬉しいことだと思う。

先日、北海道教育大学函館校の飯山雅史教授が指導する学生たちが「数値では測れない幸福度を高める函館ならではの日常生活を考える」をテーマに市民講座を企画した、という新聞記事を目にした。素晴らしい試みだ。とくに「函館ならではの」という表現が素敵である。

市民はそもそも、日本一の福祉都市を望んでいるのだろうか。ナンバーワンよりもむしろ、函館らしい、函館だからできる、オンリーワンを望んでいるのではないだろうか。多くの市民や関係者が知恵を出し合い、函館ならではの福祉アイディアを展開させてほしい、と思う。

函館市ではそんな中、地域包括支援センターの機能を強化し、福祉の拠点づくりに着手するため、キックオフイベントとして、200人規模のフォーラムを計画した。このフォーラムが市民アイディアの創出の場として機能することを、心から期待している。

一方、開校が予定されている「はこだて市民健幸大学」（実行委員会事務局＝函館市保健福祉部健康増進課内）も、どこかでやっているような一方的な知識教育型の市民大学ではなく、参加者が健康づくりや福祉のアイディアを考え、自ら地域で活動し、実践する市民を養成するような市民大学をぜひとも目指してほしい。

ところで、もし本当に日本一の福祉都市を目指すのであれば、現在の函館における福祉施策では不十分だろう。ダイバーシティを基本とし、福祉分野への外国人の積極的受け入れや、民間のディベロッパーと共同した福祉タウン構想、福祉産業の誘致、保健福祉系大学の設置など、大

胆な発想でドラスティックな改革が必要になる、と思う。

　中核市の中でも少子高齢の進展が著しい函館が福祉戦略で成功すれば、日本の、いや世界のモデルとなるだろう。要は、本当にやる気があるかどうか、それだけである。

ゴーストタウンならぬ、ゴースト墓地!?

　中高年の間で終活ブームが沸き上がっているそうだ。残りの人生をより良く生きるため、葬儀や墓、遺言や遺産相続などについて、元気なうちに考えて準備することは大事なことである。人は、永遠に健康ではいられない。健康づくりの最終形は、どのように死を迎えるのか、理想的な亡くなり方とは何なのか、を考えるところにあるのかもしれない。

　最近は、子どもが少なく、墓を建てても面倒を見る後継者がいないことから、永代供養付きの共同墓地や散骨などを終活の選択肢とする人が多くなっているようだ。まあ、墓を建てても誰も墓参りに来ないのなら、それもベターな選択肢だと思う。

　函館の市営墓地も、以前は抽選で当たらなければ墓地が確保できないくらいだったが、最近では墓地を手放す人も多く、あちらこちらに空き墓地が見受けられる。こうした現象がこのまま続けば、駅前などに空き土地が増えてゴーストタウン化するのと同じように、どんどんと空き墓地が増え、管理費収入が減って、現在のような墓地環境が維持できなくなることが予想される。文字通り、ゴースト墓地となってしまう。少子化が進み、生産年齢人口が少ない函館では、こうした現象が急速に進むのではないだろうか。

　早急に都市計画ならぬ、墓地計画が必要だろう。場合によっては、墓地の統合や集約、埋葬の形態や種類を増やすことも検討すべき時期に来ているのかもしれない。また、函館に空き墓地が増えるのなら、終の棲家ならぬ、死後の棲家というブランディングができるだろうから、函館市民以外に墓地のマーケットを拡大することなども可能かもしれない。

少子化と人口減少に伴って、函館市内の都市のあり方の変化や学校の統廃合など、さまざまな難問が降りかかっているが、墓地問題もその一つと言える。すでにお寺や墓苑業者は共同墓地や納骨堂など、さまざまな営業努力をはじめている。市営墓地も、今から計画的に取り組まなければ、本当にゴースト墓地だらけのまちになってしまうだろう。

§ 人づくり

地域の人づくりの紐帯（ちゅうたい）

　東京ディズニーランドがある浦安市で、介護予防リーダー養成講座の講師を務める機会を得た。

　高齢者の介護予防や健康づくりの活動が盛んに行われるようになっているが、そのほとんどは行政が主体となったものである。しかし、行政のサービスの範囲や能力にも限界があるので、これからは住民自らがそのような活動の必要性に気付いて、自分たちでさまざまなアクションを仕掛けていくことが必要となる。

　そのようなときに、中心となって推進していく役割を果たす住民の存在が必要となる。そのため、住民リーダーの養成を目的とした講座が全国各地で開催されているのだ。

　古くからあるコミュニティが十分に機能していれば、町内会や自治会などが主体となって、さまざまな介護予防や健康づくりの活動を実施していくことが期待される。新聞の地域情報を見てみると、このような時代の要請を受け、町内会等が実施している健康づくり活動の事例が紹介された記事が目立つ。

　しかしそのほとんどは、保健師や栄養士など行政の専門家が講師を務めるものばかりで、町内会等の人たちだけで行うケースは少ないようだ。ウォーキングやストレッチ、簡単な体操といった健康づくりや介護予防のツールは、それほど専門的な知識がなくても、住民同士でできるもの

が多い。地域の中で、仲の良い人たちで気軽に集まり、町会の会館や、集会所、学校の体育館などを活用した活動を広めることが必要だと思う。

そして、このような活動は、単に健康づくりや介護予防にとどまらず、地域の人間関係の紐帯となり、子どもたちの安全安心や高齢者の見守り、防犯、さらには災害時のサポートネットワークとしても大いに役立つ、と言われている。

このような活動のリーダーとなる住民が、わざわざ行政が養成講座を開かずとも、自然に溢れ出てくるようなまちであってほしい、と思う。私も今は忙しいけれど、リタイアをしたら、近くの公園や町会の会館を利用し、介護予防や健康づくりに効果があるノルディック・ウォーキングや体操サークルなどの集まりでも立ち上げたい、と考えている。みなさんも、ぜひ踏み出してほしい。

超高齢社会に向けた団塊世代の地域デビュー

先日、函館市のスポーツ指導者育成研修会があり、講師として講演する機会を与えていただいた。参加者は20人ほどで、20～70歳代まで幅広い年齢の参加があった。私が函館短大に勤務していた頃の教え子から、私が中学生の頃に市内中学校でバレーボール指導をされていた重鎮の先生まで、さまざまな人たちが参加されていた。

中学生のスポーツ振興をされていた重鎮の先生に改めてスポーツ振興に関してお話をさせていただくのは、釈迦に説法のような感じもしたが、これからのスポーツ振興や地域の健康づくりに関しての一論をお話しさせていただいた。

このような講義は、ほかの行政からも依頼があり、関東でもさまざまな市区町村で何度も行わせていただいたことがある。

しかし、これらの地域と函館では、参加者の層が少し違っている、と感じる。ほかの地域では60～70歳の、いわゆる団塊の世代が多く参加している。この人たちは、リタイア後にスポーツや健康づくりを通じた地

域デビューを目指しており、地域との関わりを持ちながら、第二の人生を楽しむことに意欲を持った人たちである。したがって、とても学習意欲が高く、仲間を集めようとする気持ちも強い。しかも、意欲的なので、彼らが核となって健康づくりのサークルや地域のスポーツクラブが数多く立ち上がっていくのである。

　函館市では、この年代の人たちは、どこで何をしているのだろうか。考えてみれば、彼らは学生運動全盛期の世代で、国を変えようとし、組織変革の先頭で頑張ってきた世代である。彼らに地域の健康づくりの牽引役を期待するというのは、どうだろうか。

　この年代の人たちが平均寿命を迎える頃の日本は、超高齢社会のピークである。すなわち、介護や認知症、孤独死などの問題が溢れかえることが予想される時期である。こうした問題を深刻にしないためにも今から、団塊世代の人たちに健康づくりを通じた地域デビューをしてもらう必要性を強く感じる。

健康のための住民活動は活発か?

　長野県松本市で開催された日本ヘルスプロモーション学会の第11回学術大会に出席してきた。ご存知のとおり、長野県は日本で一番の長寿県である。その中でも松本市は、市長が医師で元保健行政専門職ということもあり、健康づくりを市の中心施策として位置付け、「健康長寿世界一」をスローガンにさまざまな事業を展開させているようであった。

　ところで、日本で一番の長寿県は長野県だが、その反対の最下位の県をご存知だろうか。答えは、青森県だそうだ。なんとその差は、4歳ほどもあるというから驚きである。現在のわが国の死亡原因から、がんの要因を取り除いても、寿命は4歳も伸びないと言われているので、長野と青森の差はものすごくある、と言えるのではないか。

　さて、長野県がなぜ長寿なのか、その理由に関しては、さまざまな説明がなされている。しかしどの説明も、確実な疫学的なエビデンスを求

めるのは、むずかしいようだ。例えば、ある公衆衛生の先生は、水の良さだと言っているのだが、それだったら北海道だってニセコや京極あたりは水の質が良いので、長寿地域になるはずだ。

　そう思っていたところ、この学術学会で松本大学の先生が説明していた理由に、興味深いものがあった。それは、保健補導員（健康づくり推進員）や食生活改善推進員といった健康に関連する住民組織活動の活発さが関係している、という説明である。長野県は、農村医学で知られる佐久総合病院の医師らが中心になって推進した減塩に関する住民活動が非常に有名なのだが、このような健康に関する住民活動が現在も脈々と続いているのだそうだ。

　実際にこの学術大会で、現在も活動している保健補導員や食生活改善推進員の方々の発表も聞かせていただいたのだが、それはそれは活発な内容であった。健康に関するムーブメントを広げようと、学校や会社へと訪問し、活動している姿にとても感銘を覚えた。

　函館や近郊の町にも、さまざまな健康関連の住民組織や団体、サークルがある。参加する本人たちだけが健康になるだけでなく、その恩恵を、そして健康のムーブメントを、さらに地域に広めていくような、活発な活動に発展することを期待したい。

自分や地域の未来を想像することができますか？

　関東の市原市や座間市から、ヘルスボランティア養成講座の講師をお願いされた。最近は、さまざまな地域から、このような講座の講師やワークショップの依頼が来る。超高齢社会がいよいよ深刻になり、地域の健康づくりや介護予防、まちづくりを住民に担ってもらいたいという行政側の意図が、その背景にはある。

　講座に参加する人たちは比較的、地域に対する関心が強く、これから地域で何かをしたい、という気持ちをお持ちの人が多いように感じる。このような住民が数多く育てば、地域は安泰であろう。

しかし最近、このような講座に参加する住民が少なくなってきており、行政が受講者を集めるのに苦労している、という担当職員の声を聞くことが増えてきた。近頃の住民たちは、自分自身の健康や生活上の問題には興味を持つが、広く地域を対象にした活動には、あまり関心のない人が多いようである。日本人の行動規範が集団主義から個人主義へと移行した弊害が、こんなところにも影響を及ぼしているのかもしれない。

　ところで、読者のみなさんは、自分が住んでいる地域の10年後や20年後の姿を想像することができるだろうか。

　私の自宅の近所は、一人暮らしの高齢者が多い。年老いた親が亡くなると、離れて暮らしている子どもたちは、その家を必要とはしないので、次々と空き家や空き土地が増えていく。条件の良い土地は売れてゆくが、狭く条件の悪い土地は、せいぜい駐車場などとして管理されるのが関の山である。そして、周辺の土地がぽつぽつと虫食いのような状態になっていく。やがて、人々が集う場所や機会が少なくなり、地域力が低下していくのではないかと心配だ。今後は、こうした状態がもっと厳しくなっていくことが予想される。

　みなさんも、自分の地域の中でやがて年老いていくわけだが、自分自身の健康や生活だけでなく、住んでいる地域の未来までイメージした上で、「どのような地域にしたいか？」と想いをめぐらせることが必要ではないだろうか。

認知症高齢者を理解すべき人たちは、誰なのか？

　本格的な超高齢社会の到来を控え、高齢者に関するさまざまな問題が取り沙汰されている。その中でも最近は、認知症高齢者の増大が大きな課題となっている。

　昔は、「ぼけ」と呼んだが、差別的な言葉から受けるイメージの悪さから「痴呆症」に変更され、さらに現在では「認知症」と呼ばれるようになっている。疾患名は変わったが、はたして認知症に対する私たちの対

応や認識、感覚は適切なものへと変わっただろうか。

　国では、増える認知症への対応策の一つとして、「認知症サポーター」の養成制度をつくり、認知症に理解のある一般住民等を増やしていこうとしている。これは、一定時間の講習を受けると、認知症サポーターとして認定され、地域で活躍しやすいようにオレンジ色ブレスレットが与えられる、というものだ。

　先日、このサポーター養成について、テレビが取材していた。しかし、講座を受講している住民の多くが高齢者ばかりだったのを見て、効果に疑問を抱いてしまった。テレビで取り上げられていた受講者の高齢者たちは、おそらく自身の人生や生活の中で、認知症高齢者に接したことがあり、ある意味、理解がある人たちなのであろう。

　だが、本当に認知症サポーターとして求められるのは、核家族化の中で認知症に対する経験や理解の少ない20〜50歳代の若者や働く世代の人たちなのではないだろうか。高齢者との接触機会が乏しく、これから自分の親や祖父母が認知症になる可能性のある、その息子や娘、孫世代にこそ必要性を感じる。

　行政としては、このような講座の受講を勧める場合、介入しやすい町内会や付き合いのある高齢者団体などに依頼する場合が多いのだろうと思うが、何のためのサポーターなのかを考えれば、学校や職場でこそ講座を開催すべきなのではないか。

　地域の小中学生や高校生、そして商店街の働き盛り世代の人たちが、このオレンジ色のブレスレットを持つようになれば、認知症になっても、安心して暮らせる地域に少しは近づくと思う。

都市こそ限界集落!?

　私は最近、高齢者の健康づくりに関する支援を依頼されることが増えており、実際、田舎から都会まで、さまざまな自治体の活動のお手伝いをさせていただいている。

その中で感じるのは、健康づくりや介護予防、認知症の対応や見守りなど、行政が担っていたさまざまな公的サービスが、少子高齢化に伴う予算の事情や人員の不足で立ち行かなくなっている、ということだ。そして、これらの活動の担い手として、地域住民や町内会・自治会などの関係団体、ＮＰＯなどに大きな期待が寄せられているのである。

　一方で、期待された地域の側はどうかというと、都会においては、町内会や自治会がほとんど機能せず、隣に住む人と会話を交わしたこともない、という状況だ。地元の出身者が少ない都会では当然、住んでいる地域に対する特別な想いもなく、地域のために何かをしようなどという考えを持つ人は極わずかだろう、と思う。

　そんな状況で、行政に代わって、住民が地域のために何かをしようという気持ちを高め、新たな活動をつくり上げるのは、至難の業と言わざるを得ない。実際のところ、行政が介護予防リーダーの養成をしようと募集をしたら、応募者が１人もいなかったというケースすらあるのだ。一人暮らしの高齢者が亡くなって数か月も気づかれないままなどというニュースが紙面を賑わすのも、当然と言えば、当然の成り行きなのだ。

　反面、田舎はどうかと言えば、高齢者の割合こそ高いものの、まだ地域の人間関係やコミュニティが存在している。それに何よりも、地域に対する想いが脈々と残っている。高齢者が増えて、あらゆる機能が立ち行かなくなった地域を「限界集落」と呼ぶが、田舎では高齢者が増えても限界どころか、それなりに人間関係や地域力を活かして成り立っているではないか。田舎の自治体における支援活動の中で、住民を集めてワークショップを行ってみると、その地域力の凄さに驚かされることも少なくない。

　その逆に、都会の地域力のなさには、溜息すら出てしまう。東京や札幌といった都会は一見、華やかには見える。しかし、今後迎える都会の超高齢化は、限界集落ならぬ、限界都市という恐ろしい状況を招くのではないだろうか。もちろん、函館もこれから急激な人口減少と高齢化を

迎える。限界都市にならないための地域力を醸成することが、何より急務である。

日本版CCRC生涯活躍のまち実現の基本的条件とは!?

首都圏など大都市の中高年を地方に呼び込むCCRC（生涯活躍のまち＝Continuing Care Retirement Community）構想をご存知だろうか。

地方に移り住み、地域でアクティブな生活を送るとともに、医療・介護の必要時に継続的なケアを受けられるような地域の整備といった意味だ。医療介護サービスの不足が懸念される大都市より、自然環境に恵まれ、四季を感じる気候、豊かな食材がある地域に移り住むことで、退職後の高齢者の生活を充実したものにするとも言われる。

この構想の実現にはもちろん、質の高い医療や介護サービスが欠かせない。

函館は、病院施設や介護サービスの供給力があるので、CCRCの高いポテンシャルを持ったまちであると言える。人口減少が進む函館では、このような類の流入人口も、人口減少対策の一つとして考えておくことが必要だろう。

実際に、大都市の高齢者に安心して移住してもらうためには、医療や介護の絶対量だけではなく、その質も担保されなければならない。その中でも、とくに福祉の質は、大切な要素だ。函館は、日本のグループホームの発祥の地だと言われており、有名な取り組みを展開している福祉施設なども多い。このような優位さを活かし、全国的に上位の福祉の質を維持していけば、CCRCの実現に漕ぎつけるきっかけにもなる。そうした保健福祉の質を担保するためには、保健福祉系大学も必要となる。函館市の関係者には、真剣に検討してもらいたいと思う。

ところで、CCRCの実現のためには、移住した高齢者が地域で役割を発揮するための社会活動等の場を増やすことも不可欠だ。また、民間スポーツクラブ等も巻き込んで健康づくりの活動などを積極的に展開させ

ることも重要である。何より、このような活動を軸としたコミュニティ形成をはかることが最も大切なポイントとなろう。

そして、それらを実現するための基本的条件となるのが、このような活動を実践する地域のリーダーやコーディネーターの養成である。

私が関わっている千葉県浦安市では、地域の介護予防リーダーを育成している。また、道南の今金町では、行政職員が地区に入り込んで、自らもコーディネーターとして活躍している。やはり、これからの地域づくりには、こうした地域のキーパーソンが必要であるのだ。

地域住民による介護予防を促すもの

高齢者の増加に伴い、介護問題や認知症対策など、地域で取り組まなくてはならない課題が顕在化してきた。高齢者に関わる問題はこれまで、家族が公的なサポートを利用しながら解決することとして考えられてきた。しかし今後は、高齢者と家族、行政や専門職、そして地域が一体となって取り組むべき問題であると認識することが大切だ。とくに、その中でも健康づくりや介護予防については、地域の活動として展開されることを期待したい。

平均寿命が延びる中、必要なのは、他人から介護や支援を受ける期間を短くすること、すなわち健康寿命を延ばすことである。生活活動能力を維持し、どれだけ健康寿命を延ばせるかが、超高齢社会にとって重要なテーマとなる。健康寿命の延伸は、本人が豊かな生活を過ごすためにも重要だし、介護をする家族にとっても負担の軽減につながるので、利点が大きい。

そして何よりも、医療費や介護費といった社会保障費の抑制につながる。団塊世代という大きな人口の塊が今後、一斉に後期高齢者になると、社会保障費が増大して、医療や介護のシステムそのものが危ぶまれる可能性もある。そうならないようにするためにも、地域で積極的に健康づくりや介護予防を展開することが急務だ。

こうした中、市区町村では、健康づくりや介護予防のリーダーを育成し、このリーダーを中心とした住民活動による介護予防の地域展開を狙っている。しかし、うまく機能していないようである。私も、いくつかの市区町村でこのような企画に携わっているが、参加者は自身の介護予防には関心があるものの、自らサークルをつくって、ほかの人たちとともに介護予防を進める自主活動をするほどの意欲はないようである。

　私が勤める東洋大学ライフデザイン学部では、地域の高齢者の健康づくり教室を10年以上前から継続している。今では、その卒業生が介護予防を行うNPOをつくり、自ら運営するほどの活動に発展していることは前述したが、NPOとまではいかなくとも、そのような高齢者の自主的な活動が地域に広がることを期待したい。

　とくに、団塊世代の方々には、地域の中で健康づくりや介護予防のリーダーとなり、その経験を活かして積極的に活躍してもらいたい、と願っている。

ニューウェーブな食改活動の予感

　3月3日のひな祭りに、北海道美唄市の食生活改善推進員（食改）養成講座に呼ばれ、講義をさせていただく機会をいただいた。美唄市は例年に比べ、雪が少ないと聞いていたが、それでも函館市内に比べれば、すごい雪の量であった。除雪でできた道路脇の大きな雪山を見ながら、道央の冬の厳しさを改めて感じた。

　さて、食改は、昭和20年代に富山県を皮切りに全国に広がった住民組織である。現在も、多くの市町村にこの組織はあり、以前から女性を中心に栄養改善や減塩などを担う住民組織として活発な活動が展開されてきた。しかし、組織の高齢化に伴って活動が衰退したり、スムーズな世代交代が進まないなど、多くの課題を抱えてもいる。会員の減少に危機感を感じて、最近では、男性を食改として養成しようなどという話も出ているほどだ。

そんな中、美唄市の食改たちは、会長さんが積極的な方で、活発な活動を実施してきた。道知事賞や厚労大臣賞なども受賞するほどの活動実績をお持ちだ。しかしここでも、組織の高齢化や進まない世代交代など、全国の食改と同じ問題を抱えているようだった。養成講座の最終回では、80歳の会長さんが最後のあいさつの中で、養成講座の修了生を推進員としてリクルートしておられたが、その様子には鬼気迫るものがあった。

　この養成講座の修了生の中には、団塊世代の男性のほか、30～40歳代の女性もいらした。講座終了後にその若い女性の一人が私のほうに近づいてきて、名刺交換を求めてきた。聞けば、食に関するさまざまな活動をされているようで、市の6次化リーダー養成塾を卒業した「まちづくり系市民」であった。フェイスブックもやっているようで、食や健康づくりに関する楽しい情報交流を約束して帰ってきた。

　私にとっては、ニューウェーブな食改活動の予感をさせる出会いとなったのであった。

　食生活改善推進員に限らず、健康に関する住民活動は、これまでのような専業主婦らを中心としたボランティアや生きがい活動を超えて、このようなアクティブな市民が主体となったビジネスライクな活動やまちづくり活動にも広がるような発想が必要ではないだろうか。

歯科保健にも住民参加の視点を!

　函館市総合保健センターを会場として、ハッピーマウスサポーター養成講座が開催された。この講座は、北海道歯科医師会の主催ではじまった事業である。

　保健医療に関する住民の推進員養成は、古くは母子保健に関して、そして今は運動や栄養改善を中心として、各地で実施されている。しかし、歯科保健に関する推進員は、これまでほとんど養成されていなかった。そこで、歯科に関する推進員養成を目的として、この講座が開催されることになったのである。

とはいえ、歯に関することだけでは、興味ある講座内容になりにくいことから、食や嗜好品、審美、会話など、口に関するさまざまな内容を学び、結果的として、歯や口腔の健康に関心を持ってもらうことを意図した。

そのため、講座名称もハッピーマウスサポーター養成講座という、なじみやすいものにした。歯科保健の専門スタッフに加え、栄養士や調理師、落語家、アナウンサーを講師として、受講者たちは楽しく講座を受講されていたようである。

講座開始を前に、サポーターのみなさんにお集まりいただき、昼食会が開催された。ここには、歯科医師も何名か参加して、歯科保健に関する話し合いが行われた。普段は、診療室の中で「医師と患者」の関係で、思っていることも言えなかったようで、食事をしながら本音トークも飛び出していた。

サポーターの方々からは、「定期的な歯科健診の重要性をもっと宣伝しなくては…」「私たちも8020運動の推進を！」「介護の専門家にも、口腔ケアの重要性を話してほしい」といった意見が出ていた。

当初は、自分の歯に関する困り事の相談会になりやしないかと心配していたが、歯科保健に関する熱い想いが語られ、住民参加の可能性を感じることができた瞬間であった。

この講座は今後、室蘭市でも開催される。いろいろな地区でこのような講座が開催され、多くの歯科保健サポーターが養成されて、ハッピーマウスの輪が広がっていくことを期待したいところである。

健康づくりは認知症を増やす、だからこそ…

「健康づくりは良いことなのか？」

私が日頃、学生たちに投げ掛けている質問である。学生らは、異口同音に「良いことです！」と答える。その通りである。健康づくりは、もちろん良いことなのだが、多くの人々が健康になって長生きすると、必

然的に世の中に増える人々がいる。それは、認知症高齢者である。人々が健康になって長生きすればするほど、加齢に伴い、認知症の割合が増える。これは、仕方のない統計的な事実だ。逆説的な表現をするならば、健康づくりは認知症を増やす、という現実をもたらすと言っても良いかもしれない。であればこそ、健康づくりを推進する立場の人間は、その一方で、当然の帰結として、認知症に対する関心を持ち、理解を深めておかなければならないと思う。

　最近は、認知症サポーターという支援者の資格までできており、簡単な講習会を受講すれば、誰でもこの資格を得ることができる。多くのみなさんに取ってもらいたい。家族だけで認知症の高齢者を背負うことは、大変である。近隣や地域社会全体で認知症を理解し、支援するためのこのような社会資源が、できるだけ多く地域に存在することが大切だ。

　とは言え、最近は核家族化の影響で、高齢者と一緒に生活したことのない子どもや若者がたくさんいる。ましてや、認知症高齢者の介護やお世話などしたことがないはずである。そんな中で、認知症高齢者に対する理解者を増やすことは、老いても安心・安全に暮らすことのできる条件として、不可欠なことである。

　オランダには、認知症村「ホグウェイ」と呼ばれる、認知症の人が自立して生活する施設がある。ここでは、認知症高齢者が共存しており、適切なケアを受けながら普通の暮らしができるよう、さまざまなサービスが提供されている。認知症高齢者152人に対し、スタッフは240人という手厚いケア体制である。だが、かかる費用は1人当たり1日2万4000円弱だそうだ。

　みなさんは、こんなお金を出して夢のようなケアを受けたいだろうか？　それとも、住み慣れた地域で家族や近隣との関係の中で生きたいだろうか？

新たな仲間を取り込む勇気—ダイバーシティ

　他地域から来た人に対して函館市民は排他的だ、という声を聞くことがある。私自身は、生まれも育ちも函館なので、そのような印象をあまり持っていないのだが、函館以外から移り住んできた人からすれば、函館独特の地元民による同族意識の中に、なかなか加えてもらえず、苦労するようなのだ。

　そう言われてみると、函館出身者は初対面の場で「函館の人かどうか？」を確認することが少なくないような気がする。それに続いて、卒業した小中学校や高校がどこかを聞いて、同族意識を強める部分が確かにある。それはある意味で、函館市民の気取ったブランド意識であり、別な意味では、田舎者のムラ意識の表れではないか、と思ったりもする。

　一方、市内の町内会や自治会、老人会の活動においても、似たような感じがある。地元出身の役員を中心とした、いつものメンバーで活動し、同じような人たちだけが毎年同じように恩恵を受けるような活動になっているのではないか。もしも、排他的な活動で新たな参加者や加入者を意図的に拒むような雰囲気になっていたとしたら、それは困りものだ。老人会などの自分たちの活動を今一度、振り返ってみて、そうなっていないか、点検してみることが必要だろう。

　地域には、さまざまな人的資源が存在する。定年後、函館に戻ってきた人、終の棲家としてほかの地域から来た人など、たくさんの人たちがいる。そういう人たちは、おそらく函館人にはない新しい発想を持っていたりする可能性がある。彼らを地域の中で孤立させずに、地域の新たな人材として加わってもらい、町内会や自治会の活動に新たな風を吹かせることも、やはり必要なことだと思う。

　これからの地域社会には、ダイバーシティ（多様性）が求められている。まず、その一歩として、新たな人材を地域の活動に積極的に巻き込んで、斬新なアイディアを喚起し、地域の多様なニーズへ対応する、といったチャレンジが必要だと思う。そして、地域の健康づくり活動でも、

このような新しい人材を加えて、楽しくて効果的でユニークな新しい活動を展開してほしいものである。

高齢者活動の再考とアカデミックスキルの地域還元

東洋大学ライフデザイン学部健康スポーツ学科では、「keep active（キープアクティブ）」という活動を実践している。この活動は、地域住民に大学の運動施設を開放して、健康体力維持のための運動を学生が指導する、というものだ。中高年を中心に毎回、多くの参加があり、学生たちとともに、ストレッチや筋力トレーニング、脳トレーニング、エアロビクスなどに楽しく汗を流している。健康に対する運動の効用は、ご存知の通りである。

加えて、最近、健康寿命を延ばす効果があるとして注目されているのが、年の離れた世代と接する世代間交流である。これには、さらに認知症の予防やアンチエイジングなどの効果も、期待できそうだ。運動と世代間交流、その両方の内容を含んだ若者との運動、このような活動が今後、地域の中で多く求められるようになる、と思われる。

ある一定の年齢で「高齢者」という線引きをして、同質の人たちだけを集めて、介護予防の取り組みを実践する、といった伝統的、縦割行政的な発想ではなく、線引きなど取っ払って、いわゆる老若男女が一緒になった活動を展開する、という発想が求められる。

世代間交流に効果があるなら、老人会などは年齢に関係なく人を集めて、名称も再考する必要があるだろう。自治体の高齢者大学も毎年、同じ高齢者ばかりが集まって趣味的な学びに傾倒するのではなく、世代を超えた交流も取り入れながら、まちづくりも考えられるようなダイナミックな活動になれば、素晴らしいと思う。

ところで、冒頭で紹介した東洋大学の「keep active」は、これに関係した人たちが自主的な運動サークルを立ち上げ、現在はNPO法人に発展させている。そして、行政の介護予防サービスには頼らない理想的な自

主グループの経営がなされている。ただし、その立ち上げには、陰ながら、大学の教員もサポートしたようである。

これからは、住民の地域活動の維持や活性化のために、大学が持つアカデミックスキルを地域に提供、還元することが必要だ。それが、地域に開かれた大学の一つの重要な役割だろう。

§ 健康なまちづくりに寄与する大学

将来の保健・医療・福祉のマンパワー確保には…

函館に医学部を誘致するという話がひと頃、盛り上がっていた。しかし、最近はトーンダウンして、そんな話もさっぱりと聞こえてこない。

都市と地方の医療的不均衡が問題視されているが、残念ながら、地方の医療は取り残されている。地方においては、市民病院などのある程度の規模の病院ですら、医師確保等が困難で、診療科目が維持できない状況にある。そして、これは中核市の函館とて同様である。まあ、あと15年もすれば、札幌まで新幹線が開通し、45分で行けるようになるので、その頃には通院圏内となる。そうなれば、「手術や入院は札幌で…」となるだろう。

とは言え、函館を含め、道南の日常医療は必要だし、質の高い保健医療サービスの確保は求められる。そのためにも、地元に医学部ができれば良いのだが、医学部を誘致するだけの体力が函館市や道南の行政に残っているのかは疑問である。医学部が不可能ならば、せめて看護や保健に関する大学や学部を誘致することを考えては、どうだろうか。そして、それによって、少しでも函館や道南の保健医療のレベルを上げ、安心して受けられるサービスの質を担保するのだ。

ここ数年、札幌や東北に保健・看護系大学ができた関係で、高校を卒業し、保健医療を目指す優秀な人材が、函館から流出していることが気になっている。一度流出した人材は、帰ってこない。しかも函館には、受

け皿がない。この流れを食い止めなければならないのではないか。できれば、逆に全国の優秀な人材を函館に集めるくらいの発想を持つことが必要だと思う。

　道南の政治家のみなさん、景気回復のために道路や橋を建設するという公共工事も大切だが、私たちの将来の保健や医療、福祉を見据え、必要となる優秀なマンパワーを確保するために大学誘致を進めることも重要だと思うのだが、どうだろうか。

高齢者のパラダイス・シティを目指す!?

　函館は、住みやすい地域なので、定年後の居住地として好まれている。函館出身者で、仕事の関係で東京や道内の他地域で暮らしていた人たちも、最終的に函館に戻ってくることが少なくない。

　一方、函館出身者ではない人にとっても、函館は終の棲家として魅力のあるまちとなっている。国は、首都圏における高齢者の対策として地方移住を考えており、その候補地に函館も挙がっている。ところが、これに対し、函館市長は「函館を姥捨て山にしない」と表明した。確かに、高齢者が増えれば、医療や福祉に関わる地域の負担が増えるため、それと関連する歳出が市の財政を圧迫するかもしれない。

　だが、逆に保健や医療、福祉を産業と捉えれば、これらに関わるマンパワーの増大を生み、地域の振興や活性化につながるメリットを生み出すだろう。そう考えれば、もしかしたら人口減少や少子化の歯止めになる策となるかもしれない。

　函館では以前から、駅前や産業振興地区への企業誘致を盛んに行ってきた。しかし、ほかの市町村も同じような対策をしているので、企業側に相当なメリットがなければ、実現には至らないだろう。

　とは言え、函館の最大のアドバンテージは、「行ってみたい街」「住んでみたい街」「住みやすい街」にある。こうしたイメージを活かした高齢者のパラダイス・シティを目指してみる、という発想も必要ではないか。

そのためにも重要なのが、保健福祉を支える有能なマンパワーの養成である。函館市は、医学部の誘致を以前から検討している。おそらく、それは設置や経営の観点から、かなりむずかしいと思う。それよりは、むしろ看護や保健、福祉に関する大学をつくり、高齢者のパラダイス・シティを支える人材を養成するほうが現実的だろう。

　首都圏の高齢者を受け入れる代わりに、保健看護福祉系大学の設置を国に認めさせる、なんて裏ワザは、期待できないものだろうか。

パラダイス・シティの条件は!?

　先日、仕事で和歌山県の南紀白浜を訪れた。北海道では雪の便りが聞かれるほどなのに、南紀白浜は日中なら半袖でも良いくらいの陽気だった。聞けば、冬でもほとんど雪は降らず、ダウンジャケットや厚手のコートなども必要ないとか。羨ましい限りである。日本三大古湯の白浜温泉では、ツルツルの泉質に仕事の疲れもすっかり癒された。

　「どちらからお越しですか?」との問い掛けに「北海道の函館からです」と答えると、「素敵なところにお住まいで、いいですね」というリアクションがあった。私から言わせると、暖かくて雪のない白浜のほうがずっと羨ましく思うのだが…。

　さて、函館は、民間のリサーチで「行ってみたい街」「住んでみたい街」の上位に登場する。住む者にとって当たり前の函館の自然や景観、歴史や文化、食材や風土などは、外側から見ると、とても魅力あるものとして見えるようだ。これらの魅力が、函館の最大の武器なのだろう。

　こうして、せっかく多くの魅力があるのだから、観光のために訪れるだけの街ではなく、もっと定住に最適な街として機能を強化して、多くの人に住んでもらうことを考えていくべきではないだろうか。

　定年後に住めば、楽しく豊かな老後を送るための資源やコミュニティがあり、万が一、病気になったり、介護が必要になったりしても、安心して受けられる医療・介護サービスがあり、亡くなった後のことも含め

たエンディングサポートも充実しているという、そんな理想的な高齢期を送れるパラダイス・シティを、函館は目指してもいい。

そのためには、医療福祉に関わるマンパワーや施設、制度やサービス内容の充実が不可欠だ。そして、それに加えて、函館人がよそ者を受け入れる態度の形成も必要かもしれない。

ある病院の先生が「私も函館に来て10年経ち、やっと函館の人に受け入れられましたよ」と話していたことを思い出す。肝心の市民がこんな排他的な感覚では、パラダイス・シティはほど遠いだろうか。

超高齢社会の未来を託せる魅力ある保健福祉系大学の設置

函館圏における保健福祉系大学の必要性について書かせてもらったが、その後、公立はこだて未来大学に看護学部の設置を検討する動きがあると函館の市議会便りや新聞などに書かれていたことがあった。現在は、どうなっているのだろうか。

看護系大学のない地方にこのような大学を設置する場合、必ずと言っていいほど、「頭でっかちな看護師は必要ない！」という意見が出てくる。それも保健医療関係者から、こうした意見が出ることが多い。私は、とても残念に思う。

だが、函館の場合、医師会立の看護学校が准看護師から看護師の養成に踏み切ったように、優秀な看護師の養成については、医師が理解を示している。したがって、「頭でっかちな看護師は使えない」などという古い考え方を持った医師は、函館にはいないと思われる。むしろ函館圏には、優秀な看護師を使い切るだけの有能な医師が多い、と期待している。

青森の高等看護専門学校が青森県立保健大学に昇格したことにより、青森の保健や看護のレベルがどれだけ向上したか。また、北海道北見市に日本赤十字北海道看護大学ができたことにより、北見の保健医療がどれだけ助かっているか。そんなことは、火を見るより明らかだ。なぜ、函館が同じ道を選択しないのか、不思議で仕方がない。

ちなみに、青森県立保健大学や北見の日赤北海道看護大をはじめとしたさまざまな看護系大学に、函館の優秀な高校生が流れていることは間違いない。これを食い止めなくてはならない。函館に道南はもとより全国の優秀な看護志望学生を集めることができるような、そんな魅力ある大学（学部）の設置を求めたい、と思う。

　そして、その大学には、従来の臨床看護だけではなく、今後必要になる在宅看護や福祉、さらには健康づくりを総合的に支える人材を養成することを目指した、これまでにない発想の保健福祉系の教育機関としての役割を期待したい。

　未来の理想的な超高齢社会を支える人材を養成する使命を、そのような大学に託してみるべきではないだろうか。

地域の保健医療のレベルをけん引する保健福祉系の大学を!

　書店に行くと、その土地の文化や教育、知的志向の差を感じることがある。北海道では、函館も旭川も同じような人口規模だが、それぞれ書店に置いてある本の質が違うことに気付かされる。とくに医学や看護、保健系の本に関しては、圧倒的に旭川が充実している。

　なぜなら、旭川には医学部があり、看護師や保健師教育の大学院まであって、質の高い保健医療専門職が育てられているからだ。そのため、必然的に書店に置いてある保健医療系の書籍の質が高くなるのだ。併せて、その学生らを教育している大学スタッフが近隣自治体と連携する機会が増え、地域の保健医療のレベルをけん引することになる。

　函館にも、北大水産学部があり、公立はこだて未来大学、北海道教育大学函館校、函館大学があり、これらの大学が地域の水産や情報、教育、商業の水準のけん引していることは言うまでもない。

　これらに加えて、私たちの生活に直接関係のある保健や看護、福祉といった領域のレベルを高めるための大学が函館にあれば、質の高いこれらサービスを将来的に市民が享受できる可能性が高くなる。

さらに、これからは治療やリハビリだけの保健医療ではなく、健康寿命を延伸するための積極的な健康づくりが求められる。したがって、市民の健康づくりや健康のための環境づくりなども含めて、総合的に健康なまちづくりをプロデュースできる大学スタッフが函館に集結すれば、市民に素晴らしい恩恵がもたらされるはずだ。

　いずれにしても、これからは超高齢社会がより進展する。とくに函館や道南は、そのスピードが急激だ。たとえ高齢者が増えても健康づくりが盛んで元気な高齢者が多い地域、そして保健医療や福祉が充実していて病気や障害、認知症になっても安心して暮らせる地域を目指すため、函館に保健福祉系の大学機関が必要だ、と私は思う。

高い意識と専門性を持った医療人の養成

　函館市医師会が理学療法士や作業療法士の専門学校を市内に設置する、という記事が新聞に載っていた。超高齢化が進展する中、リハビリに関わる人材の役割は、より重要になる。また近年は、病院の中でのリハビリだけでなく、高齢者の介護予防や健康づくりに資する地域リハビリテーションが重要になっている。したがって、リハビリの専門職が養成されるようになれば、函館市民にとっては喜ばしいことである。

　一方で、「看護師や理学療法士などの養成は、専門学校ではなく、大学で行うべき」「高い専門性を持ったマンパワーづくりを目指すことが医療従事者養成の高等教育のあり方である」という考え方がある。すなわち、医師にとって使いやすい専門職というだけではなく、すべての医療従事者が医療を支えるコメディカル・スタッフとして、それぞれが高い医療人としての意識や専門性を持つ必要がある、という考え方だ。

　それが専門学校に担えない、とは思わない。函館の医師会や病院は、低賃金で使いやすい看護師の養成に固執するような古い感覚や考え方を持っていないと信じているし、専門学校には高い意識と専門性を持った理学療法士や作業療法士を養成していただきたいと期待している。

ところで、函館市内への看護系大学設置に関するアンケート結果を紹介した記事を読んだだろうか。高校生やその親たちは大学の設置に好意的であるのに対し、地元の医療福祉施設関係者は否定的で、アンケートにすら答えないという姿勢だと書かれていた。このコラムで「頭でっかちで給料だけ高い看護師はいらないなんて、まさかそんな意見を持った医師はいないと思う」という趣旨の文章を書いたばかりだが、悲しい結果である。

　保健医療に関わる専門職の量の確保や質の底上げが、どれだけ函館の健康を支える資源になるか、理解できないのだろうか。十数年後に札幌まで新幹線が延伸され、1時間以内で札幌まで行けるようになったら、患者や住民は札幌に移ってしまうかもしれないのに…。

社会的格差を拡大させないためにも…

　地方都市では、大卒の公務員や教員、サラリーマンが社会的階層の中間層を形成している。そして、この中間層が地域の経済や教育、健康のけん引役となっている。

　函館には、東京や札幌に行かなくても、北海道教育大学函館校が地元の高校生を受け入れ、卒業すれば、教員や公務員などとして地元に定着する、という仕組みが以前はあった。函館市はこれによって、分厚い大卒中間層を形成できていたと言える。

　しかし現在、北海道教育大函館校は教員養成機関ではなくなり、北大水産学部や公立はこだて未来大学も卒業生の地元定着率が低く、函館大学に至っては定員数を確保するのに精いっぱいの状況である。そうなると、地元の高校生が函館に残るための高等教育機関の選択肢は、短大や、看護・福祉関連の専門学校だけになってしまう。

　このままでは、大卒の中間層が薄くなり、医師など高学歴層と専門学校卒・高卒層との差が拡大する可能性がある。そして当然、大卒より専門学校卒・高卒のほうが給与も低いので、いわゆる経済的格差や社会的

格差が進むことになってしまう。

　このような社会的格差の拡大は、地域の健康や福祉、人口減に最も好ましくない現象であることが、今日の健康科学の分野では定説となっている。このような事態となることは、あらかじめ防ぐべきだろう。

　だからと言って、大卒者を数多く採用するような大企業をこれから函館に誘致するのは、どう考えても無理がある。また、観光業にも大卒者の採用は、あまり期待できない。それよりも現在、専門学校で養成している保健福祉人材を大学で養成する方向にシフトさせることが肝要であり、市民の格差是正のためにも保健・福祉系学大学設置が必要だと思う。

　少子化の中、2023年には18歳人口が激減する。文部科学省は当然、全国的に新しい大学や学部の設置を認めない方向に進む。あと数年経てば、函館でも新しい大学の設置がむずかしくなるだろう。ぼやぼやしてはいられない。やるなら、今である。

ゆとりと保健医療福祉を支える大学の必要性

　大学は、地域の教育レベルをはじめとして、経済や消費、地域活動、ボランティア活動などのレベルを上げるのに不可欠な機関として、重要な役割を果たしている。大学が存在し、地域に多くの大卒者が輩出されると、一般的に大卒者は高卒や専門学校卒よりも給与レベルが高いので、生活に「ゆとり」ができる。そして、大卒者が人口の割合として増えることによる「ゆとり」の集積が購買行動や趣味、ボランティアの活性につながる。というのが、そのからくりだ。

　函館にも、いくつかの大学がある。しかし、その卒業生のうち、いったい何人が函館近郊に残っているだろうか。いささか疑問だ。北海道教育大学函館校が教員養成をメインとしていた頃には、地域に子どもが多くいたので、卒業生が教員として数多く定着できる環境にあった。ところが今は、それも数えるほどだ。国は、教員養成系の大学のさらなる再編を目指すとしているので、函館校も相当にドラスティックな改革をし

なければ、存続が危ぶまれる、と言っても過言ではないだろう。

　この話題について私は何度も書いているが、函館には看護保健系の大学がどうしても必要だと思っている。北海道教育大学函館校か、はこだて未来大学がこの系統の学部設置を模索することに希望を託したい。両大学にとっては、部外者である私からのはなはだ身勝手で僭越な提案ではあるのだが、函館出身の地元を愛す人間からの希望として、ご理解いただきたい。

　市民の健康には、それを支える専門職の質の向上が最も大切である。とくに、これから高齢者が増える函館には、その健康や医療を支える質の高い専門職がなおのこと不可欠となる。そして、それが結果として、現役世代と高齢世代の生活に「ゆとり」を生み、函館市の経済の活性化や少子化・人口減少を緩やかにする効果的な対策になるに違いない、と確信している。だから、看護や保健系大学の必要性をしつこく唱導し続けたい、と思う。

気になる函館市の大学進学率の低さ

　函館は、全国42中核市の中で幸福度が最下位であることを以前、取り上げた。その幸福度を評価するための項目の中で、とくに悪いのは、「出生率」「自殺者数」「平均寿命」「要介護認定率」「外国人居住数」「若者完全失業率」「正規雇用者比率」「高卒者進路未決定者率」「製造業労働生産性」「女性の労働力人口比率」「生活保護受給率」「待機児童率」「一人暮らし高齢者率」「大学進学率」などで、ほとんどが最下位である。函館市の行政や市民は、こうした現実について、真剣に考えるべきである。

　これらの評価指標の中でも、とくに気になるのが、「大学進学率」の低さだ。これには、2つの理由があると考えられる。一つは、大学に進学できないくらい高校生の学力レベルが低いわけではなく、進学できる学力レベルであっても、家庭の事情や経済状況によって函館以外の大学に進学できないという理由だ。もう一つは、函館の高校生にとって、市内に

は魅力ある大学が少なく、函館圏での就職が保証されていないことなどが理由として、挙げられる。

　看護や福祉に関しては、これから超高齢化が進展する函館や道南圏での就職は担保できるはずである。にもかかわらず、市内には専門学校しかなく、十分に大学で通用する学力がある学生たちが、仕方なく専門学校に進学している可能性がある。これは、本人にとって劣等感につながりかねない。極端に言えば、大学に進学できなかった劣等感は、一生続くことがある。それが、若者や市民の幸福度の低さにつながる原因の一端なのかもしれない。

　このような観点からも、何としても函館には看護や保健、福祉の人材養成を担う大学が必要だ。函館市内の大学数が過剰で、これ以上の設置が困難だというならば、市内の大学の再編をしてでも、整備すべきだろう。おそらく、看護福祉系大学の設置は、函館の平均寿命の延伸や要介護認定率の低下にも貢献するだろう。また、そこに今後、高齢化するアジア圏の外国人留学生を数多く受け入れれば、外国人居住数の増加につながることも期待できる、と思う。

高齢者と学生の接点をつくり、未来の地域に備える

　ゼミの合宿と称して、北海道今金町の高齢者事業の支援をさせていただいた。2021年で3年目になる活動だが、前年度に引き続き、高齢者運動会のサポートや演芸会のお手伝い、パークゴルフや調理教室を通じた交流をさせてもらった。受け入れてくれた今金町の町長をはじめ、調整してくださった関係職員には、心から感謝したい。

　この支援活動を通じて学生が得るものは、とても大きい。前年もそうだったが、前後での学生の成長には目を見張るものがある。高齢者からいただいた感謝の言葉や、運動会や演芸会の運営に関わって得た自信は、学生にとってかけがえのないものとなるようだ。多くの学生が、就職活動の面接でこの活動の経験を自信をもって話していると聞いたとき、担

当教員として本当に嬉しくなった。

　一連の経験から、函館市内の近郊においても、高齢者と学生の接点づくりとなるこのような取り組みに着手してもらいたい。長野県松本市では、健康長寿世界一を目指して、地元大学と行政が協力して、高齢者の介護予防につながる、学生を主体とした活動を展開させている。こうした活動の中で育成された優秀な学生を健康運動の行政専門職として採用し、大学との協働をより促進しながら、地域の健康づくりを強化しているという。

　私の勤めている東洋大学でも、地元の埼玉県朝霞市の高齢者を対象として、学生が主体となった高齢者向けの健康づくり活動「keep active」を展開しており、毎年、多くの高齢者が参加する人気のある活動となっている。この活動の運営に関わった学生が卒後に行政職員となり、地域の健康づくり事業を動かしたりしている。

　こうした私自身の体験からも、やはり函館に保健や福祉に関わる大学教育機関が必要だと思う。学生の頃から、函館の健康づくりや保健、福祉に関わり、将来の函館の地域を見据え、担う人材を育てられる大学教育機関が、今こそ函館に求められるような気がする。

福祉系学部を受け入れ、理想コミュニティを目指す都市へ

　不動産・住宅に関する総合情報サイトＳＵＵＭＯが関東近郊の居住者を対象に行ったアンケートで、リタイア後に住みたいまちランキングの上位に函館が挙がっていた。

　このランキングに登場するまちは、ほとんどが東京や関東近郊のまちで、それらを除くと那覇、札幌、熱海に次いで、函館は４番目となる。函館は都市ブランド力で日本１位であるが、関東の人たちが住んでみたいまちとしても上位に位置しているのだ。

　都市ブランド力は、観光都市としての最大の武器になる。実際のところ、函館の観光は相変わらず人気があり、女性のリピート率も高いと聞

く。これらは、観光都市としてのインフラ整備やソフト開発、人材の養成といった市の観光戦略が功を奏した結果だと思われる。加えて、大型コンベンションの誘致、イベントやコンサート等の開催などを積極的に行えば、さらにブランド力は上がるだろう。

　住んでみたいまちとしての魅力は、函館のアドバンテージである。もうすぐ関東では、高齢者が溢れ、その福祉ボリュームでは面倒見切れない時代がやって来る。いや、すでに来ていると言って良いかもしれない。その人たちの住みたいまちの上位に函館が挙がっているのだから、敢えて関東の高齢者を呼び込み、全国に先駆けた高齢者理想都市を目指す、という方向性もありではないか。

　もちろん、医療保険や介護保険などに関しては、行政、保険者としての負担が増える可能性もあるので、対策等のひと工夫も必要だし、慎重に考えるべき課題ではあるのだが、人口縮小が必須の函館にとって、起死回生策の一つとなることは間違いない。

　高齢者問題で悩む東京都北区は、その対策として、東洋大学の福祉系学部を受け入れ、北区と大学の連携による、世界にも情報発信できる福祉の理想コミュニティづくりを目指そうとしている。函館にも、そのくらいの意気込みがほしい、と思う。

§ 健康をつくる多様な要因―緑、観光、ペット、幸福度…

家庭菜園や花壇のススメ

　偏西風の蛇行の影響などもあって、北海道では寒い日が続いていたが、やっと暖かくなり、草花も芽が吹き、花が咲いてきた。本州では、暖かさとともに春の花たちの咲く順番があるのだが、北海道では、梅も桜も水仙も一斉に花が咲きはじめる。そのため、一挙に春の訪れを感じることができる。私は毎年、この時期になると何かをはじめなくては、と気持ちがワクワクする。

春になると、ホームセンターの店頭に家庭菜園用の草花や野菜の苗が
ところ狭しと並び出す。それらを選んでいるお客さんたちの眼差しは、
土や肥料などを工夫しながら少しでも良いものを育てよう、と真剣その
ものだ。野菜は、苗や肥料や機材の費用を考えると、買って食べるほう
が安いのかもしれないが、有機栽培で無農薬、しかも新鮮だし、何より
自分で育てたものを食べたときの美味しさを考えると、お金に換えがた
い価値がある。

　そして、家庭菜園はおそらく、高齢者の健康と深く関係があるので、
もっとファンが増えて然るべきだと思う。

　さまざまな研究により、高齢者の健康維持には家庭内の役割の存在が
重要であることがわかっている。家庭菜園や花壇の管理は、そのような
役割の一つと言える。私がいろいろな地域で行った調査研究においても、
家庭菜園や地域の花壇の整備などを行っている高齢者の健康度が高いこ
とが証明されている。

　冬から春へと変わる時期は、自律神経のバランスが不安定で、何かと
体調を崩す方が多いようだが、土や草花と触れることは、自律神経の安
定を促す。また何よりも、畑を耕したり、草むしりをしたりすること自
体が適度な運動となるので、そういった作業そのものも健康にとってプ
ラスに作用するはずである。

　このような取り組みを、個々の家庭だけでなく、地域全体で実践する
ことも大切だと思う。地域の公園の花壇整備や町会館の庭の手入れ、国
道沿いの植え込みやプランターの花の管理などに高齢者に関わっていた
だくことは、地域の美化はもちろんだが、参加された方々の健康づくり
にもつながるからである。

　最近は、空き地を利用した市民農園も流行っているが、このような菜
園を郊外ばかりではなく、中心市街地の高齢者が歩いていける範囲に増
やすことも大切だ。身近な公園や小学校の校庭などにも、子どもと高齢
者が管理するような花壇や菜園を整備することも、良いアイディアだと

思うのだが、いかがだろうか。

緑や花は、人々の健康を生み出す資源

　6月は、北海道で最も良い時期かもしれない。暑くもなく、寒くもなく、ちょうど良い気温で、私が一番好きな季節だ。さわやかな風が吹き、大地の緑と空の青さのコントラストが北海道らしさを感じさせてくれる。毎週のように函館と東京を往復している私には、なおさらこの時期の北海道の気候の良さが際立って感じられる。函館市内でも街路樹が花をつけ、緑も一段と濃くなり、歩いていても、ドライブをしていても、とても気持ちが和む。

　函館では、大火の影響から大きな道路にはグリーンベルトが広く設けられているので、なおさら緑の多さを感じられ、素敵なまちを演出してくれている。雑草がきちんと刈られていれば、散歩やウォーキングの後の休憩スペースとしても最適だ。樹木はもともと、空気の浄化作用があり、健康に良い物質も放散するので、健康資源としても大切である。

　ところで、函館新道に入る手前の道路で毎年、花壇整備のボランティア活動が行われていることをご存知だろうか。歩道の花も、ドライブをする人の気持ちを癒してくれるとても大切な資源である。また、気持ち良くランニングやウォーキングをさせてくれる重要な景観環境でもある。新道から函館に入った瞬間、きれいな歩道の花壇を見れば、観光都市としての函館のイメージアップにもつながるだろう。このような花壇整備活動をされるボランティア団体や町内会のみなさんには、本当に頭が下がる。今後も、長く続けてほしいと願っている。

　街路樹や道路の花壇だけでなく、それぞれの家で花や緑を育てることも、もちろん大切である。庭がなければ、玄関先に置くプランターだけでも良いだろう。自宅の周りに緑や花で憩いのスペースをつくることが大切だ。

　そういえば先日、母と叔母が「街路樹はマロニエが良い」とか「ライ

ラックが良い」とか、「いやいや、ナナカマドが良い」と、ひとしきり盛り上がっていた。街路樹一つとっても人には好みがあるから大変だ、と感じた一日であった。

景観とホスピタリティで、粋な取締り!?

　函館新道の植栽ボランティア活動は、「シーニックバイウェイ北海道」という活動の一環として行われているものである。シーニックバイウェイ（Scenic Byway）とは、景観（Scene）の形容詞シーニックと、脇道や寄り道を意味するバイウェイを組み合わせた言葉で、地域に暮らす人が主体となり、企業や行政と手をつなぎ、個性的で活力ある地域づくり、景観づくり、魅力ある観光空間づくりを目指す取り組みのことである。

　ある日の新聞でも、函館空港へのアクセス道路の植栽ボランティア活動が取り上げられていた。春先から道路脇の雑草が目立ち、景観の悪化が気になっていたので、きれいになって本当に良かったと思う。函館駅前や元町界隈、湯の川温泉付近の道路の植栽もきれいに整備され、道を歩いていても、車で通っても、最高の雰囲気である。このような景観づくりを支えている関係団体や地域のみなさんの地道な活動に、今後も期待したい。

　さて、魅力ある観光都市には、何が必要だろう。景観はもちろんだが、そこには自然や環境、食や文化など、観光客を惹きつける資源が欠かせない。そして何より、観光客を快く迎える市民の健全な気質やホスピタリティが求められる。私たちも、観光都市である函館の市民として、このようなスピリットを持つことが大切だろう。

　ところで、函館空港のアクセス道路では、スピード違反の取締りを良く見掛ける。それも、函館市内に向かう側の車線で、である。はじめて函館にやって来て、レンタカーを借りて気持ち良く運転しはじめた途端に警察の御用になった、という観光客も少なくないのではないか。警察による注意喚起が目的なのかもしれないが、着いた早々に違反切符を切

られるとは、函館の印象を悪くしていまいか、と心配になる。

　何も、こんなところで取締りをしなくても、ほかにやるべき場所があるはずだ、と思うのは私だけではないだろう。美しい景観づくりをはじめ、函館空港に到着した観光客に賢くスピード違反の注意を呼び掛ける、別の効果的な予防的対策が必要だと思う。観光客を出迎えるホスピタリティ溢れる粋な取締りを警察に求めるのは、お門違いであろうか。

観光がもたらす健康

　年度初めは、新入生のガイダンスや授業の準備などで忙しく、函館に帰る時間がなかなかつくれないのだが、そのかわりに東京は桜が満開なので、函館より一足早く花見ができた。私は、「花より団子」というより「花よりお酒」のほうなので、近くの公園の桜を愛でながら、美味しくビールをいただくことができた。

　そういえば最近、東京都内のあちらこちらで、函館の観光宣伝のポスターを見かける。やはり、北海道新幹線開通の影響だろう。盛んにＰＲされている。この時期は、とくに五稜郭公園の桜が盛んに宣伝されている。きっと、ゴールデンウィークの花見客導引を狙っているのだろう。

　観光客の増加は、結構なことである。なんと言っても、経済効果が絶大だし、人の流入は道路や公共施設などのインフラ整備、清掃や植栽といった景観面の充実にも、貢献するからだ。そして、これらの環境そのものが、市民の健康づくりにとっても、最良な資源となる。実は、観光客を意識した歩きやすい歩道や散歩したくなるようなまちの景観は、私たち市民の健康にとっても大切な環境になる、という利点があるのだ。

　北海道新幹線の開通に加えて、函館ハーフマラソンのフルマラソン化、函館アリーナでの大型イベント開催、ゴルフ場跡地に建設が予定されている花のテーマパークなど、函館には観光のための追い風が吹いている。そのため今後は、今まで以上に函館に大勢の人たちが訪れることが見込まれる。

一方、このような人たちに、一度の観光だけでなく、「また函館に行ってみたい」と思ってもらえるような「もてなしの心」も必要だ。こうした気持ちは、観光に携わる関係者だけでなく、函館市民全体で共有すべきものである。

函館がそうした市民のホスピタリティで溢れれば、観光（K）と健康（K）をリンクさせて経済効果（K）を狙う、というポジティブな「トリプルK」戦略が可能かもしれない。

ペットを飼う人は健康だけれど…

ペットは、良いものだ。わが家でも、数年前まで雑種の中型犬を飼っていた。14歳くらいまで生きたので、犬としては長生きであった。亡くなった日まで4本足で立っていたから、ピンピンコロリだったと言えると思う。亡くなった直後にまた別の犬を飼いたいと妻や子どもたちが言い出したが、終末期の世話や亡くなったときの悲しみを考えると、さすがに犬好きの私でもすぐには賛成する気になれず、いまだに犬を飼っていない。しかも、最初はみんなでかわいがって散歩にも連れて行くけれど、しばらくすると結局、その世話は父親の仕事になることが多いのだから、やはり大変である。

ところで、ご存知だろうか。ペットを飼っている人は、身体活動能力が高い、抑うつの度合いが低い、認知症の発生度が低い、というエビデンスを。つまり、ペットを飼っている人のほうが健康なのである。例えば、犬を飼っていれば、嫌でも散歩に連れて行くから、結果的に身体能力が低下しない。また、ペットでもそれなりに話し相手にもなるので、精神的な安定を得るのに役に立つ。

そんなメリットを理解できても、私はどうしても次の犬を飼う気になれない。それは、「生き物を飼う」ことは「命を預かる」ことを意味しているからだ。やはり、それなりに大変だし、責任があると思う。

ところが最近は、そうした責任を果たしていない飼い主が多い。リー

ドを離して散歩させる飼い主、糞を片付けない飼い主、猫を放し飼いにして近所をうろつかせて平気な顔をしている飼い主、ついには不要になると野山に捨てる飼い主などなど、問題だらけの飼い主が多く、残念でならない。

ペットを飼う人は、命を預かる飼い主としての責任をきちんと果たさなければならない。その責任を果たせる飼い主だけが、ペットによって健康の恩恵を受けるべきだ。だから、次の犬を飼う気になれない私は、ウォーキングで健康づくりに励むしかないのである。

函館はやっぱり素敵なまち

函館新聞のこの連載コラムは、元函館大学学長の小笠原愈先生からのご紹介で、函館の健康づくりのための情報発信を目的にはじめた企画だった。果たして、当初の目的が達成されているかどうかはわからないのだが、取り上げた提案がいくつか現実していることに嬉しさを覚える。

まず、函館ハーフマラソンがフルマラソンになり、保健福祉系大学の設置についても、議会や行政内で検討されはじめた。

そのほか、飲食店や観光エリアを中心に禁煙や分煙の環境が市内に広がりはじめ、町内会や自治会で住民主体の健康づくりが盛んに実施されるようになった。また、道路や公園の景観整備のボランティア活動や地域の世代間交流事業なども、随分と見受けられるようになった。

もちろん、すべてがこのコラムがきっかけというわけではなく、もともとこれらが実現するような活動の流れや雰囲気があったのだと思う。とは言え、このコラムがそんな流れや雰囲気を少しは後押しするストリームになっていたと考えると、嬉しい。

「ペンは剣よりも強し」と言われるが、5年も書かせてもらっていると、活字が持つパワーみたいなものを改めて感じることがある。「読んでいますよ！」「あのコラムを書いている東洋大学の先生ですね！」などと声をかけてもらうことも増え、それなりのやりがいを持って書かせてい

ただいている。

　ほとんど毎週、函館と私が勤める東洋大学がある関東を往復していることに加えて、健康づくり活動の支援を通して全国行脚もしているので、函館とそれらの市区町村とを比較して感じる差異みたいなものを今後も、表現していきたいと思う。

　どこの地域と比較しても、函館はやっぱり素敵なまちである。でも、単に観光地としてだけではなく、函館市民の気質や態度を含め、「健康な市民」「健康なまち」として評価される存在になってもらいたい、と思う。

何が幸福をつくるのか!?

　幸福度に関する話題については、何度かこのコラムでも取り上げてきた。だが、飛行機の機内誌で北海道民の幸福度に関するアンケート結果を目にしたので、再び取り上げたい。

　ある広告代理店の調査だが、北海道全体では全国平均より少しだけ幸福度は高いそうだ。冬は確かに寒いけれど、自然が豊かで、空気は澄んで、食材も豊富で、道民気質も大らかでと、その理由も何となくわかる。その中で気になったのが、北海道内の都市ごとの幸福度だ。札幌、旭川、釧路、帯広という並びの中で、函館は最下位。それも圧倒的に低い数字だった。なぜなのか、と考えてしまった。

　函館に、何か悪いところがあるのだろうか。みんなが「行ってみたい街」「住んでみたい街」に挙げる都市であるのに…。「どちらにお住まいですか？」と問われて「函館です」と答えると、ほとんどと言って良いほど、「良いところにお住まいですね」と言われるのに…。私自身、函館が好きだし、函館を誇りに思っているのに残念でならない。なぜなのか。

　できることなら調査でも行い、函館の幸福度に関与する要因などを明らかにしてみたいものだが、そのような機会もないままである。

　ぜひとも、函館市の行政や地元の大学の先生たちに加わってもらい、函館市の幸福度に関する調査の実施を提案したい。何が函館の幸福度を

下げているのか？ 函館の幸福度を上げるためには何が必要なのか？ きちんと検証することが必要だ。この調査結果は、おそらくこれから先の函館市の行政施策を立ち上げる際の根拠となり、その改善が重点課題となるだろう。

　ところで最近は、幸福にもエビデンスや科学が必要になっている。ある酒造メーカーでは、幸福に関する研究所（ハピ研：情報発信型ウェブサイト『青山ハッピー研究所』の愛称）をつくり、生活意識調査などを積極的に行い、幸福に関する情報を提供している。

　函館市においても、何が私たちの幸福をつくるのかを調査して積極的に情報発信するなど、真剣に考えられるような環境をつくってみては、いかがだろうか。

§ 健康なまちづくりに欠かせない「食」

「路地グルメ」と「野菜3倍レストラン」のコラボ

　毎年10月は、大学の行事や行政支援活動のため、なかなか週末に函館に帰る暇がなく、大好きな道南の秋を感じる時間がほぼない。とても寂しいものである。紅葉真っ盛りの大沼国定公園で、湖畔を散歩すれば、きっと素敵な風景に出合えるはずなのに…。

　都会には、それほど素敵な風景は多くはないが、それなりに秋を感じさせるイベントが開催されている。私が健康づくりを支援している埼玉県飯能市では食欲の秋に、函館バル街を参考とした「路地グルメ」というイベントが3年前から開催されている。商工会が中心となり、飯能市内の飲食店が協力して、函館バル街同様に秋の味覚を中心とした、食べて飲み歩きができる企画である。函館よりはボリュームがあり、チケットを全部使い切る頃には結構、お腹が一杯になる。最近は、飯能市以外からの参加者もあり、なかなか盛り上がっている。ちょっとした飯能市の観光資源にもなりつつあるのだ。函館市民としては何より、函館バル

街を参考にしてくれたところが嬉しい。

　さて、この企画は実は、健康づくり活動とコラボレーションしている。飯能市は2018年度に、食育計画や健康増進計画を刷新し、その中で、野菜の摂取をメインテーマとしたさまざまな活動を展開させている。その一つに、「野菜３倍レストラン」という企画がある。これは、市内の飲食店のうち、通常の３倍の野菜を使用したメニュー提供した店を「野菜３倍レストラン」に認定し、のぼり旗の提供やマップでの宣伝をするといった取り組みだ。この「野菜３倍レストラン」とコラボレーションし、野菜の豊富なメニューが「路地グルメ」で提供されているのである。食べた人の評価は、「野菜が多く、おいしい」と好評だったようである。

　飯能市は、「野菜摂取量日本一の街」を目指しているが、キャッチフレーズだけに終わらず、地域イベントと連携するといったことを徹底すれば、日本一もまんざら夢ではないかもしれない。

期待したい健康づくりの連動

　以前、埼玉県飯能市のウォーキングによる健康づくりについて紹介したことがあった。数年間で地区ごとにウォーキング・コースを整備し、ウォーキング手帳の配布やポイント付加によるインセンティブ制度の構築、商店街事業とウォーキングのコラボレーションなど、さまざまな工夫をしたことにより、ウォーキング人口が２倍近くに増えた。そして、人口８万人ほどの市で３万人近くの住民が週２回以上のウォーキングを実施するようになったのである。

　十分な分析はまだだが、周辺市町村に比べ、医療費の伸びが抑えられている可能性もある。

　健康づくり事業は通常、行政の保健部門と、保健推進員や食生活改善推進員などの一部の地区組織が中心となって展開することが一般的だが、地域を巻き込んでこれだけ大掛かりに取り組めば、それなりの成果がもたらされる、ということを示す一例だと言える。

飯能市では現在、ウォーキング事業を展開させながら、野菜摂取の増加を目指したムーブメントを企画しており、先日、そのための関係者によるワークショップが開催された。

　集められたのは、ＪＡ（農協）などの野菜の生産・流通の関係者にはじまり、大学の食堂、飲食店、スーパーマーケット、百貨店、給食施設、商工会、食関係の地区組織や市民団体、ＮＰＯなど、40人近くの関係者であった。「１グラムでも多く市民の野菜摂取を多くするためのアイディア」をテーマに活発な意見交換が行われた。

　このような取り組みを通して、野菜摂取のムーブメントが大きなうねりに発展していくことが期待される。

　ウォーキングという健康づくりの歯車が動きはじめ、急速に定着したその勢いに乗って、今度は食（野菜摂取）という次の歯車の動きにつながっていきそうで、ワクワクしている。

　一般的に行政の健康づくりは、厚生労働省が掲げる「健康日本21」に代表されるように食、運動、喫煙、肥満…と総花的な活動になりがちなのだが、成果を得やすいテーマに焦点を絞って展開すれば、一つの成功をもたらしやすい。そして、その成功体験がきっかけとなって、ほかの動きへと連動していく…そんなことを期待しているところだ。

地元食材を使った手づくりのお土産がもたらすもの

　地産地消やスローフードの大切さが再認識され、地元の産物を使った食文化が見直されつつある。

　仕事で地方を訪れた際には、道の駅や土産物店に立ち寄り、その土地の産物を見て回ることにしている。地場産物を使って地元の人たちが手づくりしたお土産を見つけると、ついつい手に取って買ってしまう。大量生産されたお土産は、製造元や原料産地を見ると意外とその土地のものでないことが多いのだが、手づくりのお土産は、それらよりも見た目が素朴で不格好であっても、地元産物で無添加で安心でき、おいしく食

べられるものが多いように思う。

　ところで函館は、海産物のまちで、中でもイカはその代表だ。つくられる商品の種類も、塩辛やスルメ、珍味食品などと豊富である。ところが、温暖化の影響なのか、最近はイカが不漁で、それらの原材料の多くは輸入品なのだという。函館で水揚げされたイカを使用した商品は、数えるくらいしかないかもしれない、という悲しい現実なのである。これでは、イカのまちなんてとても言えない。

　代わって最近は、ブリやマグロが多く獲れているようだ。今後は、それらを使った料理や加工品などを開発することが必要になってくるかもしれない。そういえば先日、函館アリーナで開催されたフードフェスタの会場に足を運んだところ、函館短期大学付設調理製菓専門学校の学生たちがブリを食材にしたお弁当を販売していた。買って食べてみると、なかなかの味だった。このような将来を見据えたレシピの開発は重要だ。加えて、食に関わる関係者たちで函館産の食材を使った健康的なレシピを考えていただき、地域に広めて、函館の新たな名物にできたら最高だ、と思う。

　さて、函館近郊の七飯町にオープンした道の駅「なないろ・ななえ」を訪れたことはあるだろうか。目玉の一つのガラナソフトやコロッケも良かったのだが、七飯町はせっかくの農畜産物の宝庫なので、ニセコの道の駅に負けないくらい、野菜や果物の販売点数や種類をもっと充実させてほしい。果物や野菜はもちろんだが、地元の人たちが手づくりしたジャムや漬物などが並んでいたら、私は絶対に買ってしまう。

家庭の味・漬物を健康食として、世代間交流を絡めて地域で受け継ぐ

　家族は、伝承されてきた文化を持っているものである。それは、家族内の行事のやり方や、しつけの仕方、食事の時のマナーなど、さまざまである。自分の家族にとっては普通のことでも、ほかの家族から見れば、特異に見えることなどもあるだろう。

そのような家族文化の一つに、代々受け継がれる伝統食がある。お正月のおせち料理や祝事の赤飯、お彼岸のぼた餅など、その種類は多様である。

　それらの中でも、とくに漬物は、母親から子、子から孫へと受け継がれた家族の味を持つものとして象徴的だ。道南にも、多様な漬物文化があり、たくあんや白菜漬け、カブ漬け、ニシン漬けなど、昔から冬の野菜摂取のための保存食として、各家庭で何種類もの漬物がつけられてきた。雪虫が飛ぶ時期になると、スーパーマーケットに漬物用の野菜が並び、家々の軒先に大根が干されるのが道南の風物詩といっても良いくらい、それぞれの家庭では漬物がつけられてきた。

　漬物はひと頃、塩分摂取を過剰にすることから、高血圧などの病気を招く原因として敬遠されていたが、最近になって、食物繊維も摂取できる乳酸菌発酵食品として見直されている健康食である。もちろん、毎食多量に摂取すれば体に悪いのは言うまでもないが、適切な量を摂取していれば、健康のための食材と考えることができる。

　そんな漬物が家庭の伝統食ではなく、スーパーマーケットで購入するものとなっていることに、一抹の寂しさを感じているのは、私だけではあるまい。しかも、食品添加物だらけの漬物を食べさせられていることに、多くの人たちは気付いていないであろう。

　今一度、家族の伝統食としての漬物に注目してほしいと思う。そして、代々の味をしっかりと親から子に受け継ぐことも、忘れてはいけない。このままでは、家族の味としての漬物文化がなくなってしまうような気がしてならない。

　少し前に、漬物のつけ方がわからない若者のために、地域の高齢者が昔ながらの漬物のつけ方を教える、という教室がテレビで放映されていた。家族で受け継ぐことが不可能であるのならば、地域でこのような取り組みを実践することは、一つのアイディアかもしれない。世代間交流の事業として位置付ければ、高齢者の健康にもプラスになる良い取り組

みとなるはずだ。

§ 企業とヘルスプロモーション

健康づくりも企業の社会的責任 (CSR)

　企業の社会的責任 (CSR：Corporate Social Responsibility) とは、企業が利益を追求するだけでなく、その活動が社会へ与える影響にも責任を持ち、あらゆるステークホルダー（利害関係者）からの要求に対して適切な意思決定をすることを指す言葉である。

　日本では、利益を目的としない企業による慈善事業と誤解されることもあるようだが、その企業活動や生産性の結果として、社会に与える影響と呼応するものでなくてはならないとされている。具体的な例としては、地球温暖化に対応するといった環境保全の取り組みや、コンプライアンス体制の確保、女性の平等雇用など、さまざまである。

　最近は、このCSRの活動に、健康づくりに関するさまざまな取り組み（ヘルスプロモーション）も位置付けられるようになっている。企業内の従業員の健康づくりはもちろん、広く地域を対象に健康づくりの活動や環境の設定を進めていく、という考え方である。

　企業が地域のウォーキング大会や健康イベントに参加・後援するというだけではなく、企業自体が地域住民のためにさまざまな健康づくりのイベントを実行するなど、健康のための環境づくりを積極的に設定することが、求められているのだ。

　函館でもこれまでに、企業関係者による道路の花壇整備や花畑づくり、障害者のスポーツイベントなど、いろいろな取り組みが実施されている。今後も、「市民の健康づくりを支える」という発想を持った企業が多く現れてくれることを期待したい。そのような企業なら応援もしたくなる。

　余談だが、最近、今金町の町長と役場職員の「スニーカーデー」設定の話をした。月に何回か、決まった日に徒歩通勤を促すといった試みで

ある。住民の健康づくりを推進する役場職員自身が率先して健康づくりを実行する、というCSR的な発想である。

企業や商店と健康づくりのムーブメント化

　地域の健康づくりを進めるとき、保健福祉行政やそれに近い住民組織（町内会、自治会、高齢者団体、各種推進員など）だけが関わるのではなく、健康に関するステークホルダー（利害関係者）を数多く巻き込み、一つのムーブメント化に持っていくことが、最近は重要になっている。それらのステークホルダーとして、地元の大きな企業やスーパーマーケット、商工会、青年会議所などがとくに重要な役割を持っている。

　私が健康づくり活動で支援した地域の中にも、これらの面々が参加協働することによって運動や食、禁煙・分煙などの健康づくり活動が広がっていった事例がたくさんある。

　先ほど、CSR（企業の社会的責任）について紹介したが、健康づくりも、企業にとっての社会的責任の一つなのだ。そして、そのような責任を企業が感じとり、行動することでもたらされる地域の健康づくりへの波及効果は、絶大なものがある。

　また最近では、健康づくり活動が、企業のイメージや価値を高めるものとして認識されており、企業の健康づくりへの参加活動については、CSV（Creating Shared Value＝企業と社会の共通価値）として評価されるようになっている。これは、2011年にハーバード・ビジネス・スクールの教授であるマイケル・E・ポーター氏と研究員のマーク・R・クラマー氏が発表した考え方で、CSRの発展型と言われることもある。体重計で有名なタニタが健康食やダイエットのレシピを社会に提供する中で、自社のイメージや価値を高め、成功を収めた例などが、その代表として考えられるだろう。

　ところで函館にも、地元創業の全国的に有名な企業が数多く存在する。そのような企業が社を挙げて健康づくり活動を推進するなどと表明する

ことが、函館の都市としてのイメージアップにつながることが期待できる。もちろん、市内の商工会や青年会議所などにも、健康づくりの取り組みに関心を持っていただき、函館市民の健康ムーブメントに一役買ってほしいと思っている。

健康経営しませんか？

　私は、埼玉県飯能市の第二次健康増進計画策定の支援を行っている。飯能市は以前から、住民参加や協働に力を入れており、市内をいくつかの地区に分け、関係者を集めたワークショップを開催して、地区ごとの健康づくりに関するアクションプランをつくり上げる、という特徴ある計画策定を行ってきた。また、新たな取り組みとして、市内の企業関係者を集め、各企業における健康づくりの取り組みを考えてもらいながら、それを第二次健康増進計画のアクションプランとして位置付けることを試みている。

　考えてみれば、ほとんどの人は、多くの時間を学校や会社で過ごしている。したがって、学校や会社自体が健康づくりに積極的な施策を打てば、その波及効果は絶大なものがある。

　前に、企業の社会的責任（CSR）としての健康づくりの必要性について書いたが、最近になって、健康づくり活動が従業員を健康にし、生産性が高まるなど、企業自体のメリットにもなるという観点から、「健康経営」という考え方が登場してきた。経済産業省や厚生労働省が中心になって現在、経済効果と医療費削減を狙って、この考え方を広めている。

　海外の研究によれば、従業員の健康づくりのために１ドル投資すると、企業自体に及ぼされるメリットは３ドルになる、というエビデンスがある。企業が健康づくりをすることにより、企業イメージが向上し、その企業の製品が売れたり、株が上がったり、というメリットがもたらされる。さらに、従業員が病気で休んだり、退職したりしなくなるし、何より、従業員の士気が上がる効果もある、とされている。

このようなエビデンスもあるので、大企業に限らず、小規模な会社や事業所、商店などにおいても、何かしらの健康づくりを実施することをお勧めする。

毎日決まった時間に体操をする、徒歩通勤を勧奨する、職場内禁煙を推進する、自販機に甘味飲料を置かないなどの取り組みで良い。できることからはじめてみることが必要だ。長期的に見ると、健康面と経営上の何かしらメリットが生まれるのだから…。

§ タバコ・アルコールと健康のより良い環境づくり

「禁煙・分煙環境」とともに求められる「喫煙マナー」

健康増進法の施行により、禁煙や分煙の環境が世の中に広がるとともに、タバコの値段がどんどんと値上がりしている。愛煙家にとっては、本当に頭の痛い話ばかりだろう。「百害あって一利なし」「タバコは健康の敵」の声の中、喫煙者はまるで社会の悪のように扱われ、魔女狩りのように窮地に追い込まれている感じではないだろうか。

しかし、タバコは嗜好品であり、コーヒーや甘味飲料と同じである。健康のことを考えれば、コーヒーだって飲み過ぎれば体に悪いし、甘味飲料だって糖尿病をはじめとしたさまざまな病気の原因になる。

ただ、決定的に違うのは、周りへの影響である。タバコの場合、本人だけでなく、確実に周りの人の健康を害す。夫がタバコを吸えば妻のがん発生率が上がり、親がタバコを吸えば子どもの健康被害の確率が上がる。したがって、タバコを個人の嗜好品として成立させるためには、喫煙者が喫煙マナーに十分配慮することが何より大切となる。

その喫煙マナーに関して、函館市民はどうだろうか。もともと喫煙率が高い地域（とくに女性の喫煙率が高い）であり、喫煙マナーに関しても決して良いとは言えないのではないか。蕎麦屋で食べている他人の目の前で平気で喫煙する人、病院裏口の禁煙表示の前で吸う人、子どもの

運動会の会場で周りを気にせずに喫煙する親、車の窓からの吸い殻をポイ捨てするドライバーなど、ほかの地域と比べても、喫煙者のマナーの悪さが目につく。こんな喫煙マナーでは、ますます喫煙者は悪者扱いを受け、窮地に追い込まれてしまうだろう。

そういえば、函館市内の施設を見ると、保健所は数年前にやっと禁煙になり、市役所も喫煙場所が縮小されて完全分煙化がようやくなされたようだ。考えてみれば、禁煙を推進しなければならない保健所で喫煙が許されていたのはおかしな話だし、市役所などの完全分煙化は全国的に見てもごく当たり前なことではある。

やっと函館の公共施設の禁煙・分煙環境も、全国のスタンダードに近づいたといったところだろう。

今後は、市内の民間企業や飲食店などにも、急速に禁煙や分煙の環境が広がっていくことが予想される。しかし、禁煙や分煙の環境を整えたところで、整備されたはずの公共施設の職員が昼休みに駐車場の車の中で吸っているとか、勤務時間中に喫煙所で喫煙者同士たむろしているようでは、またしても批判の的になってしまう。

タバコは、大人に許された嗜好品だ。結局は、喫煙マナーを守り、より格好良く、スマートに吸える喫煙者が求められているのである。

酒を百薬の長とするには…「適量」「飲み方」

お酒は、百薬の長と言われる。

飲酒はむしろ、健康のための習慣として扱われることもある。そういえば、泉重千代さんやキンさんギンさんなどの長寿で有名な方々は、高齢になっても晩酌をしていた方が多いようだ。ニッカウヰスキー創業者の竹鶴政孝さんは、ご自身もブレンダーとしてウイスキーをこよなく愛し、80歳過ぎまで毎日、ボトル一本開けていたという。

昔から、お酒と健康の関係についての研究が盛んに行われているが、その代表は何と言っても赤ワインであろう。本場のフランスで心筋梗塞

や狭心症などの虚血性心疾患死亡が少ないことから、赤ワインの健康への有効性が解明されたそうだが、日本でもワイン人気に健康の要素が加わって、すっかりワイン文化が定着してきたようだ。

そのワインに続けとばかりに、ビールや日本酒、焼酎メーカーまでもがそれぞれのお酒と健康との関係をこぞって研究していた時期もあった。結論から言うと、どの種類のお酒も、まったく飲まない人よりもある程度、適量飲んでいる人のほうが、さまざまな病気のリスクが低下して、健康に良いのだそうだ。

とはいえ、ここで問題なのは、この「ある程度」という適量である。健康診断の際に記入する生活習慣の問診票には、ビール大瓶一本、日本酒２合、ワインはグラス３杯、ウイスキーならダブルで２杯などと表記されているため、これが適量であると考える人がいるようだ。しかし、これらは「限界量」と考えるべきである。つまり、毎日飲んだとしても、この程度の量で抑えておけば、飲酒が原因となる生活習慣病に何とか罹らないで済む量ということである。健康のための適量とは、この量より少ないと考えたほうが良い。

ところで、北海道や道南の飲酒に関するデータを見ると、全国に比べ、大量飲酒者の割合が多いことに気づく。つまりは、適量どころか、限界量も超えている人が大勢いるということになる。当然のことながら、飲酒関連疾患やアルコール依存症患者も多いことが予想されるし、飲酒運転での検挙や交通事故なども心配されるところだ。

そういえば、東京と地方では、自宅以外で飲む飲酒のパターンが違っていることをご存知だろうか。東京では、仕事帰りに同僚と一杯やって、終電までに切り上げて帰るのが一般的なのだが、地方においては一度、家に帰ってから改めて出掛け、それからとことん飲んで午前様というパターンが多いようである。このような飲酒パターンも、酒量増加の一つの原因なのかもしれない。

仲間や同僚との楽しい宴席に水を差すようで申しわけないが、お酒を

健康の味方にするのも、敵にするのも、自身の飲み方次第だ。百薬の長として、付き合うことが大切である。

禁煙環境を整えるべき理由

函館の喫煙状況や環境は、全国のスタンダードとかけ離れている、とお伝えした。関東では今、公共施設は禁煙が当たり前になっているし、大きな病院の駐車場等で職員がタバコを吸うなんて、もはや考えられない。味で勝負をする寿司屋や蕎麦屋、飲食店などは、ほとんどが禁煙になっている。

函館新聞で先日、函館市内の飲食店では禁煙環境化に取り組む店が少ないという記事が取り上げられていたが、残念なことである。以前、市内の蕎麦屋の関係者に禁煙環境化を呼びかけたものの、「客が減る」という理由で却下されたことがある、と紹介したことがあった。しかし、本当にそうなのだろうか。おいしい空気の中で、おいしく食事をしたいという人たちは、意外と多いのではないだろうか。

勘違いしないでほしい。私は、喫煙を完全否定しているわけではない。喫煙は「百害あって一利無し」と言われているが、個人的には、嗜好品としてのタバコの有益性も認めている。そりゃあ、タバコが身体に悪いのは当たり前である。でも、自分だけの好きな空間の中で紫煙をたなびかせれば、ストレス解消の時間も得られるだろう。人間には、そのような嗜好も必要である（健康の専門家としては否定されてしまうかもしれないが…）。

ただ、嗜好品としてのタバコの最大の欠点は、他人の健康や空間を侵してしまうということである。そこに気付いてほしい。タバコを吸う人は、そのことに最大限に配慮することが不可欠である。

私は、温泉が大好きだ。函館に帰ると、毎週のように温泉に出掛ける。温泉に入り、サウナに入り、水風呂、露天風呂と、はしごするのは本当に最高である。だが、温泉から上がったばかりの至福のときをタバコの

煙に邪魔されることが、たまにある。喫煙に理解のある人間でも、さすがにこのような空間だけは共有できない。何とか、きちんとした分煙環境がつくれないか、といつも考えてしまう。

　残念なことだが、函館には紫煙たなびく温泉施設が多過ぎるのだ。きちんとした分煙・禁煙環境を、温泉施設には強く求めたい。

健康のモデルとなるのは誰か、そしてどこか?

　健康づくりの世界的な動きの中で重要だとして提言されているのは、保健医療の専門家や教育関係者が健康の大切さを唱導（アドボケート）することである。

　ここで求められる唱導とは、健康のために必要な生活習慣や行動に関する知識を単純に伝達することではない。要するに、専門家が健康そのものの重要性を説き、例えば、「禁煙や分煙といった健康のための環境設定の推進に積極的に関われ！」と言っているのである。何よりも、保健医療の専門家や教育関係者が健康を志向し、誰よりも健康的なライフスタイルを実践することによって、健康人のモデルとなっていく、ということを求めているのだ。

　多くの人は、太った栄養士さんからダイエットの指導を受けたいと思わないだろう。日頃、まったく歩いていない保健師さんにウォーキングを勧められても、その気になれないに違いない。体育教官室でタバコを吸っている保健体育の教師が喫煙の害について話しても、説得力に欠ける。健康の専門家たるもの、自分が健康のモデルとなっているかどうかについて少なからず、自問することが必要だ。

　また、健康や教育の専門職を養成する学校も、健康を志向していることが大切だ。私が以前に勤めていた函館短期大学は、全国で最も早くに敷地内全面禁煙を実施した大学であった。事務室にも応接室にも灰皿がなく、クリーンな空気を売り物にした大学として、当時は話題となった。このような動きは最近、健康増進法の制定とともに加速的に広がり、医

学や看護系の大学はもちろん、全国の多くの大学にも広がっている。

　函館市内にも、教育や保育、看護系の大学・短大・専門学校といった多くの高等教育機関があるが、完全禁煙となっているだろうか。

　健康の専門家ばかりではなく、その専門家たちを養成する学校そのものが健康のモデルとなり、健康を志向する施設となっているかどうか、今一度、学校の責任者にも考えてみてもらいたい。

公共施設等で標榜すべき健康づくり行政の意思

　北海道天塩町での仕事を終え、札幌に向かう列車の中で、この原稿を書いている。天塩町とは、もう10年以上の付き合いになる。地域の健康問題を住民と行政が共有して、住民が主体となった減塩活動や世代間交流、タバコ対策など、さまざまな健康づくりの活動が行われている地域である。

　地域の健康づくり活動には、住民の主体的な動きが欠かせない。しかしそれは、自然発生的に起こるものではなく、行政が先頭に立った積極的な働き掛けが必要となる。加えて、保健師や栄養士といった専門職のサポートや調整も、重要となる。

　天塩町は、これらのことがうまくできている地域だと言って良い。それにとどまらず、ついには町長までが、率先して役場職員や議会を説得し、町内のすべての公共施設の敷地内全面禁煙も実現させてしまった。まずは行政自体が健康づくりの先頭に立って、率先して模範を示している、といったところであろう。

　町内の関係団体や住民組織による健康づくりの宣言を盛り込んだ健康増進計画を策定した道南の森町も、役場職員自らが健康づくりに関する宣言をしている。

　考えてみれば、健康づくり事業は、行政が展開している事業なのだから、それを展開している行政自体が健康づくりのけん引役になるのは、当たり前の話だ。極端に言えば、行政が職員の不健康な状況を見過ごす

ということは、警察が警察官の犯罪を見過ごすのと同じ理屈だ、と言っては屁理屈になるだろうか。

　ある調査のため、東洋大学の教員スタッフが函館市勤労者福祉センターを訪れた。折しも、その日は市内の高校の卓球大会が開催されていたのだが、喫煙所からタバコの煙がたなびいて来る中、高校生がウオーミングアップをしていた。その光景を見た東洋大のスタッフは、「函館はこんなにきれいなまちなのに、タバコは似合わないよなあ…」とつぶやいた。私は、そのため息が耳に残って離れない。

　せめて公共施設くらいは、タバコの煙のない、健康づくりを率先して実践する標榜先にならないものだろうか。市長さんの強いリーダーシップに期待したい。

「喫煙」を数字で見る

　財政再建は、世界中の新興国の課題である。一方、日本も、少しでも歳入を増やすために常に消費税増税が検討されている。世界を見ると、新興国のほとんどが15％以上の消費税率で、中には20％以上の税率の国もある。そう考えると、消費税の増税も仕方がないことなのかもしれない。まあ、ギリシャのように財政破綻せず、国の借金を次世代に押し付けないようにすることを考えると、必要な負担だと思える。

　ところで、ご存知だと思うが、タバコの価格はそのほとんどが税金である。消費税を含め、６割以上が税金なのだ。タバコの税率を高くすれば、税収は上がる。しかし一方で、価格高騰によって禁煙する人が増えれば、タバコ税は減収になってしまう。

　何年か前に、この税率アップによる増収と、禁煙・減煙による減収の丁度、つり合う価格設定が650〜700円であると試算されていた。つまり近い将来、タバコの価格はこの650〜700円台にまで上がることが予想されるのだ。愛煙家のみなさんは、ここまで価格が上がったら、吸い続けるだろうか、それともやめるだろうか。

また、こんな試算もある。20歳からタバコを吸いはじめ、１日１箱を平均的な健康寿命まで吸い続けたとすると、現在のタバコの平均価格では、一生涯に男性で約1000万〜1200万円、女性1100万〜1300万円ほどがタバコ代にかかる。これが、１箱700円になれば、男性は1800万円、女性は2000万円を超える。加えて、タバコ関連疾患に罹ることによる経済的な負担を考えると、プラス数百万円といったところだろう。

　大げさにたとえて言うなら、タバコを吸うということは、ちょっとした家一軒を買うのと同じことで、ローンを毎日数百円ずつ返済していることと同じなのである。

　最後に、国立がん研究センターの統計を紹介しよう。日本のタバコ関連疾患による死亡は約20万人で、死亡数全体の５分の１を占める。タバコが原因による医療費や早死による国民所得損失の合計は、5兆6000億円に達するという。

　みなさんは、どのように感じるだろうか。

食に対するプライド─完全禁煙を考える

　函館市内には、美味しい蕎麦屋がたくさんある。何度か立ち寄らせていただいたある蕎麦屋は、私の好きな大変美味しい蕎麦を出してくれる。しかもその店は、完全禁煙になっていて、食べる環境にも気を配っている。入り口には函館市が推奨する「おいしい空気の施設」のステッカーが貼られていたので、帰りがけに店の方に「禁煙でいいですね。美味しく蕎麦が食べられました」と話しかけたところ、「最初は大変だったんですよ。蕎麦屋なのに、タバコも吸わせねぇのか！　なんて怒鳴られました」と恐縮していた。水や粉などの素材にこだわる蕎麦屋がおいしく食べられる環境や空気に気を配るのは当たり前のことで、お客さんの側もそれを理解することが必要だな、と感じた次第である。

　一方で、何度も訪れている別の美味しい蕎麦屋は、残念なことに禁煙化していない。先日も、お昼時に店にやって来たＯＬ風の女性客らが私

の近くに座るなり、一斉に一服をはじめた。ちょうど風邪気味だった私は、咳き込みながら蕎麦を食べる羽目になり、せっかくの蕎麦の味まで半減してしまった。その店の壁には、「蕎麦にはルチンという動脈硬化を防ぐ物質が入っているので、健康に良いから食べましょう」という宣伝ポスターが貼ってあったのだが、「健康に良いから」と蕎麦を勧める店が健康を害する喫煙に寛容なのには、どこか矛盾を感じてしまった。

　自分のつくる食にプライドを持つ料理人は、ほとんどが自分の店を禁煙にしている。ミシュランガイドで星をもらっている店も、ほとんどが禁煙である。一流の料理人は、自分の舌の感覚が鈍るのを嫌って、自らもタバコを吸わない場合が多い、とも聞く。

　「禁煙にすると客が減る」という店主もいるが、長居をするような店ならともかく、食べてすぐ出るような飲食店では、禁煙化しても客足にはそれほど影響ないはずである。むしろ、タバコの煙を嫌うお客さんが好んで足を運ぶ繁盛店になるはずである。

禁煙・分煙対策の波に乗り遅れるな!

　2020東京オリンピック・パラリンピックに向け、東京では、環境整備が積極的に進められている。

　その一つが、タバコに関する環境づくりである。

　都内では、すでに喫煙に厳しい環境が整えられている。路上禁煙はもちろん、フレンチレストランや寿司屋などの高級飲食店では禁煙が当たり前で、ランチタイムも禁煙の店がほとんどだ。喫茶店ですら、禁煙がスタンダードになりつつある。東京オリ・パラまでには、こうした動きをさらに加速させ、飲食店を完全禁煙か、分煙にしようとしている。分煙と言っても、喫煙席と禁煙席という分け方はダメで、全席禁煙の上で、喫煙ボックスなどの遮断するスペースを設け、店内に副流煙が完全に漏れないようにしなければならない。加えて、ホテルなどの宿泊施設も、部屋の中は完全禁煙にすることが検討されている。喫煙者にはいよいよ

肩身が狭いどころか、居場所がなくなるような時代がやって来る。

　禁煙環境の設定を促進するこのような流れは、首都圏だけではなく、地方都市においても強く求められることになる。とくに、函館のような国際的な観光都市においては、そのような環境の整備が急速に展開されるはずだ。まずは、空港や駅などの公共施設を手はじめとし、ロープウェイやベイエリアといった観光施設、デパートやスーパーマーケットなどの商業施設などに広がって、そしてついには、ラーメン店や居酒屋といった一般の飲食店においても、禁煙・完全分煙が求められるようになるだろう。

　そこで心配なのは、函館の禁煙・分煙に関する対応能力である。そうでなくても高い喫煙率なので、このような対応には苦慮しそうだ。だが、やり遂げなければ、国際観光都市としての函館の品格が下がるのは、間違いない。保健センターや保健所などの保健行政だけでなく、市の観光部局からも積極的な呼びかけが必要になるだろう。

　ところで、毎週のように函館空港を利用する私は、搭乗者待合室の喫煙所が気になって仕方がない。副流煙がフロアまで流れてきて、完全分煙とは言いがたいのだ。何か手立てはないものだろうか。

公共施設の禁煙化が不可欠なワケ

　函館市役所が施設内全面禁煙になる、と新聞が報じていた。健康増進法や近年のタバコに関する世界的、社会的な流れに沿った結果であり、良い決断だと思う。以前から、禁煙や分煙などのタバコ環境の整備に関しては、いく度となく意見を申し上げてきたが、やっと重い腰を上げてくれたか、と大いに歓迎したい。

　そんな決断をされた函館市長は、青森県の大間原発の建設に反対の立場を表明している。しかしながら、健康被害という点に限って言えば、例えば広島原爆の被ばく生存者より、長期間にわたってタバコの煙に暴露した人のほうが死亡率が高い、という研究結果もあるくらい、タバコ

の健康影響が大きいことは案外知られていない。原発や放射線の健康被害を問題にするならば、同様に、タバコの煙の暴露による健康影響についても、より積極的に周知し、対策を実行すべきである。

　ところで、市役所は禁煙になったけれど、市内のほかの公共施設はどうなるのか。当然、市役所と同様に禁煙になるのだろうか。タバコへの対策に関しては、一律に同じ環境整備を期待したいものである。

　新聞によれば、市役所の屋外に喫煙所を設けるとのことである。すなわち、職員は勤務中に庁舎の中から出られないので、実質的に勤務中はずっと禁煙を強いられることになる。ヘビースモーカーには辛いところだろうが、市民サービスの専門職としてのプライドを持って我慢していただくか、この際、思い切って禁煙されることをお勧めしたい。それがきっかけで、タバコが原因の病気から免れて、ご自身とご家族の健康な人生が保証されるのなら、むしろ幸せなことかもしれない。

　誰だ？　タバコが売れなくなってタバコ税が減収して、市の財政が困のではなんて言っている人は…。実は、タバコ税の減収よりも、タバコ関連疾患の減少による医療費等の低減がもたらすプラスの経済効果のほうが大きいことが、すでに立証済みであり、問題にすることすらナンセンスなのである。ほとんどの場合、こんな発言をする人は、自己正当化をしたい喫煙者、それもヘビースモーカーである。

　いずれにしても、函館市役所の禁煙化が周辺の市町村にも広がることを期待したい。

サードハンドスモーク

　サードハンドスモークという言葉をご存じだろうか。タバコの煙に含まれる有害物質や臭いが、タバコを吸っている人の髪の毛や衣類、部屋のカーテン、ソファなどに付着することを指す。最近では、それが汚染源となって、タバコを吸わない人が有害物質に曝されてしまって健康を害する、という研究結果も出ている。

一方、健康増進法の改正に伴って、学校や病院、公共施設など、さまざまな場所で禁煙や分煙の体制が強化されている。こうなると、喫煙者は限られた喫煙所でしかタバコを吸えなくなり、吸える場所を求めて右往左往することになる。しかし、ようやく見つけた喫煙所であっても、何の配慮もなくタバコを吸えるかと言えば、そうでもない。喫煙所で自分の衣服や髪の毛に付着したタバコの有害物質や臭いにも気を配ることが要求されるようになる。少なくとも、喫煙所を出たら自分の衣服についた煙の臭いを払うなどして、最低限の有害物質の付着を除去する、といったエチケットが求められる。

　改正健康増進法にもとづいて、職場が敷地内禁煙になると、お昼休みに駐車場の自分の車の中などで食後の一服をする人も増えると予想される。ただし、ここでもサードハンドスモークに注意が必要となる。一服した後、職場に戻ったときに、同僚や来客者などの周りの人たちの健康被害のリスクとならないように配慮する、という姿勢が求められる。

　タバコは、嗜好品である。したがって、吸う権利も、吸わない権利も、個人に委ねられている。しかし、ほかの嗜好品と異なり、周囲の人の健康や環境にとって大きなリスクとなることを十分に認識しておくべきだ。タバコ愛好者には、自分の喫煙による副流煙やサードハンドスモークによる周りの人たちへの迷惑に、十分に配慮しなければならない。

　このような他人への配慮もなく、無頓着にタバコを吸う人は、自分中心で相手のことなど考えない「あおり運転」をする輩と同じ人格と言えないこともない。

禁煙化を率先すべき立場の議会が…

　函館市内の老舗の蕎麦屋を久々に訪ね、壁を見ると「店内禁煙」の表示があった。蕎麦屋やラーメン店などランチを提供する店舗では、お客さんはそんなに長居をするわけではないので、基本的には禁煙が良いと思う。タバコを吸う人たちは、食事中くらい我慢していただき、食事が

終わったら店外で思う存分に吸えば良いだろう。吸わない人からすれば、食事中にタバコの煙が流れてくると、せっかくのおいしいランチが台なしになる。迷惑以外の何物でもない。

　私がこのコラムを書きはじめた2011年頃は、市内には禁煙の蕎麦屋やラーメン屋がほとんどなかった。思い余って、ある蕎麦屋の関係者に禁煙化を勧めたら、「そんなことしたら客が来なくなる！」と一蹴されたことが思い出される。国民の健康志向の向上や健康増進法の施行といった流れに従い、禁煙環境を取り入れる飲食店が増えることは好ましいことだと思う。

　そんな中、道議会自民党会派は、庁舎会派控室内の喫煙所設置を再確認したという。改正健康増進法で喫煙場所が厳しく規制されているのに、時代逆行も甚だしい。議会や議員は、率先して禁煙環境を推奨すべき立場だと思うのだが、これでは道民に対して顔向けできないと思わないのだろうか。そうでなくても喫煙率の高い北海道なので当然、タバコ関連疾患が多い。それにかかる医療費も、莫大な額に上っている。公的医療保険の存続が危ぶまれ、多くの税金がこれに注がれているのも事実だ。したがって、医療費の削減は、何としても道民が取り組まなければいけない課題であり、ましてやその代表であるべき議員こそ真剣に考えなければいけない問題であるのに、こんなことで良いのだろうか。

　北海道議会の会派控室内の喫煙所設置問題は、喫煙ワースト北海道の悪評をさらに広げ、恥ずかしい実態を全国的にも晒したことになる。そのような提案をした道議会議員には、ぜひとも個人名を出していただいた上で、庁舎会派控室の喫煙所の必要性について道民に説明してもらいたい、と思う。

禁煙環境の広がりに期待

　私が勤める東洋大学朝霞キャンパスも健康増進法の改正により、2020年4月から完全禁煙になる。喫煙所も撤廃され、キャンパス内でタバコを

吸える場所がなくなる。喫煙者である教員らは、こうした措置に抵抗しているかと思いきや、意外とあっさりと受け入れていて、「これを機会に禁煙しよう」「むしろ、自分や周りの健康を考えるチャンスにしよう」と肯定的に捉えている人が多いようだ。

　タバコは、嗜好品である。したがって、吸う、吸わないは個人の権利だ。魔女狩り的に締め出してしまうのは良くない、と個人的には思っている。しかし、やはり副流煙やサードハンドスモークの健康影響を考えると、学校や職場が禁煙環境となるのは好ましいことと言えるだろう。

　新型コロナウイルスによる感染症や肺炎のニュースが連日取り上げられているので、多くの人たちが咳やくしゃみに気を使っていると思うのだが、タバコを吸わない人にとってタバコの煙や残り香は、そうした咳やくしゃみと同じくらい迷惑なことである。このような観点からも、人々が多く集う場所を禁煙にするのは意味のあることだ。

　ところで改正健康増進法は、病院などの医療施設にも禁煙環境化を求めている。患者はもちろん、医師や看護師、事務職員も、施設内では喫煙できない。ちなみに施設内とは、病院の建物内だけでなく、その敷地内を意味している。当然、職員の駐車場も含まれる。もし、禁煙化に熱心な東京の大学病院で、職員が自分の車の中とは言え、駐車場でタバコを吸ったら、おそらく処分の対象となるだろう。

　しかし函館では、こうした意識が乏しいようだ。タバコを吸えないことがストレスとなり、仕事やメンタルヘルスに悪影響を及ぼすことを理由に喫煙を認めさせる、という主張もあろうが、医療従事者であれば、禁煙外来などのストレスにならない医療的対処法も知っているはずだ。病院の中でタバコ臭い白衣とすれ違うのは、あまり好ましいこととは思えない。

道議会議員の喫煙問題から透けて見えるもの

　国会議員の議員会館での違法喫煙問題が取り沙汰されている。2020年

4月の改正健康増進法施行により、公共の場は禁煙となったが、一部の議員などが議員会館の自室で喫煙を続けていたという。立法に携わる議員が法律を守らないとは、開いた口が塞がらない。

　北海道議会でも以前から、道議会新庁舎内の喫煙所設置に関してもめているが、法施行後もなお喫煙所の設置を強引に要求するのは、いかがなものか。どうせ当選回数が多いベテラン・ヘビースモーカー議員のわがままではないのか、と勘繰られても仕方がない。ある意味、タバコを通じたパワハラと言っても過言ではないだろう。

　北海道知事は、この喫煙所の設置条件として、「議会の総意として結論が出た場合」と述べ、全会派の意見一致が前提との考えを示した。すなわち、事実上、容認しない意向を表明したのだ。新型コロナ感染症の拡大防止対応では評価の高い知事も、これに関しては今一つ、歯切れの悪い対応であったが、やっと思い切って決断してくれたようだ。

　全面禁煙にすると、必ずと言って良いほど、隠れての喫煙が問題になる。案の定、道議会新庁舎内で一部道議が喫煙をして、問題となった。道議会事務局は、複数の喫煙情報を把握しておきながら、調査を行っておらず、情報隠ぺいしたとかしないとか…いやはや高校生が隠れてトイレや部室などで喫煙するのと同じレベルではないか。本当に悲しくなってしまう。

　私自身は非喫煙者だが、喫煙自体を全面的には否定しない。もちろん、健康を考えれば吸わないことが一番なのだが、タバコは嗜好品であり、人には嗜好品を楽しむ権利がある、と理解している。ただし、ほかの嗜好品と決定的に違うのは、タバコの煙に含まれる有害物質が周りの人も巻き込み、その健康を害するリスクがある、という点だ。だからこそ、他人と空間を同じくする公共の場には、禁煙が必要なのである。

　道議会事務局で調査をして、道議会新庁舎内でタバコを吸った議員の名前を公表しろ、などという過激なことは申し上げない。われわれ道民の代表である道議会議員であるのだから、喫煙問題には自らスマートに

対応してもらいたい、と思う。

§ 子どもたちの健康を守るために

子どものおやつを考えよう!

　「たけ〜に、たんざく、七夕祭り…ろうそく一本ちょうだいな〜」。子どもたちが歌いながら家々をまわって歩く七夕は、函館の風物詩である。毎年、七夕の日は晴れてもらいたいと思う。雨だと台なしになってしまうから。

　ある年の七夕、わが家では、近くの親戚が集まってバーベキューを楽しみながら、訪れる子どもたちの歌に大盛り上がりだった。とくに、浴衣姿の小学生10数人の大合唱は、アイドルグループのAKB48にも負けないくらい素敵だった。子どもたちの表情も、訪問した家々からもらったお菓子で一杯になった袋をぶら下げていて、嬉しそうだった。

　ただ、心配になったのは、袋一杯のお菓子である。いわゆる駄菓子系のものばかりで、塩分が多く、着色料や保存料などの食品添加物まみれのお菓子がほとんどであったからだ。子どもたちの健康という観点からは、考えものである。

　七夕祭りの日に家々をまわって歩く子は、スーパーマーケットのレジ袋2つ分以上ものお菓子を集めるようだ。しかし、これらのお菓子を全部食べることが子どもたちの味覚や健康にどれだけ悪影響を及ぼすのかと考えたら、ちょっと怖くなる。

　当然、お菓子をあげる側の大人にも、責任がある。七夕に子どもたちにあげるお菓子は、子どもたちが喜ぶからといって、大量に売っているスナック菓子や駄菓子風のお菓子を不用意にあげるよりも、子どもの健康にとって安心・安全なお菓子を選ぼうと心掛けることが必要であろう。

　例えば、函館には天狗堂宝船や国産製菓の「きびだんご」という、食品添加物を一切使用していないロングセラーの銘菓がある。このような

お菓子なら安心だ。これらを七夕の日にあげれば、函館市内の製菓業の活性化にもなって良いかもしれない。

放置されている過激な性情報の氾濫

日本は世界一、健康長寿な国である。水道やごみ処理など生活は衛生的で、安心で安全な環境は、東京オリンピック招致のキーワードにもなったくらいである。

しかしそんな日本が、健康に関連することで他国から奇異の目で見られることがある。それは例えば、自殺の多さや、喫煙率の高さ、人工妊娠中絶の多さ、性感染症のまん延などである。とくに、中絶や性感染症など「性」に関する指標は、一向に改善の様相を示していない。それどころか、悪化しているものさえある。

このような「性」に関する実態をつくっている原因の一つと考えられるのが、性情報の氾濫である。一般の書店やコンビニにまで結構、過激なアダルト系雑誌が置いてあるし、インターネット上のアダルトサイトなどにも目を覆いたくなるような情報が氾濫している。

漫画「ハレンチ学園」や週刊誌「プレーボーイ」「平凡パンチ」などのグラビアに興奮していた私の子どもの頃に比べると、異常なくらい過激な性情報が溢れかえっていて、それらが簡単に子どもたちの目に触れるところにある。大きな問題だ。

アメリカやヨーロッパでは、例えばインターネット上の情報については、個人のID番号やクレジットカードの番号などによって、子どもがアクセスできないようにフィルターがかけられるなどして、性情報が管理されている。また、過激な性のコンテンツは、大人だけのアンダーグランドな世界に閉じ込められ、子どもの目に触れないような状況になっているのが普通だ。

日本では、過激な性情報が氾濫している一方で、避妊などの正しい性に関する教育が学校現場だけに任されていて、これもまたお粗末と言わ

ざるを得ない状況となっている。学校現場の中途半端な性教育は、アダルト動画などの過激な性情報に圧倒されている。そうした中で、子どもたちは翻弄されているのである。

　こうした過激で有害な性情報を食い止めるために学校やPTA、地域が一体となって働きかける必要があるだろう。

人口減と幼児虐待の日常化に悩む国で、良いですか?

　連日のように新聞やテレビ等のマスコミでは、乳幼児虐待のニュースが取り上げられている。耳や目を疑う事件ばかりで、身体的な虐待やネグレクト（育児放棄）といった若い親たちの行動も、本当に信じられないものばかりだ。

　家族形態が核家族中心となり、少子化の影響も受けて、子どもが少なくなった社会では、一人っ子が多くなり、きょうだいやいとこも少なく、幼い頃に小さな子どもたちと接触する機会がそもそもほとんどない。昔は、お盆やお正月などに親戚が集まると、必ずと言って良いほど、赤ちゃん連れの親族がいて、赤ちゃんを抱っこしたり、あやしたりする役割が子どもたちに与えられていた。今の若者たちには、そんな役割が与えられないまま、大人になり、親になってしまっているのだ。

　赤ちゃんを一度も抱っこしたことのない人が子どもを生むということは、車に触ったことのない人が突然、運転を強いられるようなものである。そのストレスと危うさが、虐待という悲劇を生む原因の一端と言えるのではないだろうか。

　先日、ある学会で、抱っこ紐をうまく使えない若いお母さんたちの話題が提供されていた。これは実は、抱っこ紐を扱えないのではなく、それ以前に赤ちゃんの抱っこの仕方がわからないのが原因だという指摘であった。このように、赤ちゃんとの接触経験の乏しさがさまざまな弊害を生んでいるのである。

　早急に、学校教育現場で、赤ちゃんとのふれあい体験等の機会を増や

すべきだろう。現在、行政の母性育成健全事業等を通じ、一部の学校では実施されているようだが、あまりに少な過ぎる。そのような機会をもっと多くすることに加え、育児学級や保育施設でのボランティア活動などに小学生や中学生を関わらせるべきではないだろうか。

　最近の若者は、「結婚しても子どもはいりません」と平然と答えるようである。これも、赤ちゃんとの接触経験の乏しさが原因の一つとされる。少子化による人口減少と乳幼児虐待の日常化に悩むような国にしたくない、と思う。

子どもたちを育てるのは地域の仕事

　イスラム国の残忍な殺害の映像や写真を授業で使用した教員がニュースで取り沙汰されていた。命の意味や報道のあり方について考えさせるためだと言うが、中途半端な社会観や正義感で拙い授業を演出し、招いてしまった悪例そのものである。

　確かに、今どきの子どもたちは、身近な人の死や痛みに疎く、ゲームのようなバーチャルな世界でしか、死をイメージできてない傾向にある。ある小学校の調査では、小学校低学年の半分以上が、人は死んでも蘇ると答えたそうで、まさしく死を現実なものとして捉えていないのだ。そんな子どもたちに、リアルな死、ましてや残忍な場面を見せることが幼弱な感性をどれだけ傷つけることか、考えてみればわかるだろうに…。

　とは言え、子どもたちの生や死に関する健全な感性や社会性の醸成のために、身近な人々の死や痛みに触れ、何かを感じさせる試みは、確かに必要かもしれない。しかしそれは、決して衝撃的なシーンやドラマチックな場面からではなく、家族や親族などの身近な人の死、あるいは障害に負けないで強く生きる人の姿、近所の一人暮らしの高齢者の困り事や寂しさをはじめ、生身の暮らしの場面からであるべきだ。そうした教材は、いくらでもある。しかもその多くは、子どもたちが暮らす家族や地域の中にある。

以前、私が支援する北海道今金町の小学生に、地域の一人暮らしの高齢者の困りごとについて訪問インタビューをしてもらったことがある。小学校の教員らは当初、この活動の実施を渋っていた。しかし、実施後の子どもたちの変わりように、この取り組みの効果を改めて実感されたようであった。

　私が函館市内のある小学校の学校評議員をさせていただいたとき、地域の高齢者との交流や福祉施設の訪問などを提案したことがあった。しかし、時間がないといったさまざまな理由を盾に受け入れてもらえなかった。とても残念だった記憶がある。

　一人暮らしの高齢者にやさしい声をかけたり、自分からすすんで近所の福祉施設の高齢者の話を聞いたり、身近な人の死に自然と涙を流せるような子どもたちが、これからの地域を支えてくれる。そのような人材を育てるのが、地域の仕事であるはずだ。

学校スポーツは今のままで良いのか!?

　少子化が進む中、小学校や中学校の生徒数が減少し、さまざまな教育活動に支障が出ている。

　その一つに、スポーツなどの部活動がある。個人スポーツやもともと人気のあるサッカーなどは部活として成立するが、そのほかのスポーツでは、チームを成立させるだけの人数が集まらず、部活ができないケースもある。このままでは、子どもたちが親しめるスポーツの種類が限定的となり、地域や国全体のスポーツ振興にも影響してしまう。

　そう言えば、私の次男が中学生のとき、バレーボールやテニスをさせたかったのだが、入学した中学には、それらの部活がなく、残念に思ったことを思い出した。親バカだと笑われるかもしれないが、次男は背が高かったので、あのときにバレーボールをやっていたら、それなりの選手になったのではないか、と今でも思う。本当に残念でならない。

　少子化によって、一つの学校では複数の部活を運営することが困難と

なっている現状を踏まえて、学校スポーツのあり方を早急に見直さなければならない段階に入っている。場合によっては、ドイツのように地域でスポーツを振興するための仕組みである総合型地域スポーツクラブのようなものの活用を本格的に考える必要があるのだろう。

　具体的には、スポーツや文化活動を「学校の部活」から「地域の活動」へと早急に移行するようなパラダイムシフトが求められる。多忙すぎる学校の先生たちから、部活運営の負担を取り除いて、授業や学級経営などの教育活動に専念してもらうためにも、そうした試みを実行に移すことが肝要だと思う。

　私の大学にも、体育教師を希望する学生が数多く受験する。入試の面接などで、そうした受験生に「体育の先生になって何をしたいですか？」と尋ねると、「部活を強くしたいです」などと答える学生が少なくない。しかし、体育の先生の仕事は、部活を強くすることではない。運動嫌いの子どもにどうしたら健康や生きていく上で必要な運動やスポーツに親しんでもらえるかを授業で実践することにある。

場と機会を開放し、子どもたちの体力低下を止めよう

　子どもの体力低下が問題となっている。昔に比べ、子どもたちの体格は確かに豊かになっているが、筋力や敏しょう性、柔軟性、持久力など、どの体力項目を見ても、低下傾向にある。外遊びの機会が減り、家の中でゲームばかりしている結果なのだろう。すぐ近くの学校にまで親が車で送り迎えする時代だから当然、歩く機会も減っている。30年前の子どもに比べて、歩数が３分の１に減ったというデータすらある。

　このまま子どもの体力低下が続けば、国民全体の体力低下につながり、将来的に生活習慣病の増加へと結びつくことが懸念される。また、スポーツ人口の減少や競技力の低下にもつながりかねない。何とか食い止めなくてはならない社会現象の一つである。

　いずれにしても、幼稚園から小学校低学年までの間に、運動やスポー

ツに慣れ親しむ時間をできるだけ多く設けることが必要だ。最近は、ス
ポーツに特化した幼稚園なども増えているようだが、幼稚園や学校以外
にも、地域の中でできるだけ多く、子どもたちが運動やスポーツと触れ
合える場を設定することが求められる。そして、今一度、公園や学校の
運動場に子どもたちを呼び戻すための戦略づくりも欠かせない。そのた
めには、ただ単に場を開放するだけでなく、スポーツや遊びに関するア
イテムの増加と指導者やボランティアの育成を急ぎ、運動やスポーツに
触れられる機会の開放を進めなければならない。

　大学生が学童保育や公園の遊び指導のボランティアをする例があるが、
これからは大学生だけでなく、退職した中高年の方々は自身の健康づく
りも兼ねた地域貢献として、そして会社や事業所は企業の社会的責任
（CSR）として、さらにスポーツクラブやスポーツメーカーなどの企業は
企業存続のための社会的投資として、それぞれが子どもたちの体力向上
に関わる地域活動に積極的に関わることが強く求められる、と思う。

少子化時代のスポーツの存続

　ラグビーワールドカップ2019が開催された。日本は、アイルランドに
勝利するという大金星を挙げた。にわかラグビーファンも増え、日本国
中がラグビーで盛り上がった。大学時代、ラグビー部に所属していた私
にとっても、心躍り、血が騒ぐ日々だった。

　函館は、日本代表の選手を出すなど、多くの優秀なラグビー選手を輩
出している。湯の川にある根崎ラグビー場は、日本代表の試合も行われ
たこともあるグラウンドである。その天然洋芝のラグビー専用グラウン
ドは、国内でも有数の価値あるグラウンドだと言われる。過去には、多
くの強豪チームが試合をしたこともあるようだ。グラウンドの横を車で
通った折に選手たちが楕円球を追っている姿を見かけると、つい車を止
め、その光景を眺めてしまう。とくに、函館ラグビースクールの子ども
たちが練習している姿はほほ笑ましく、思わず見入ってしまう。

15人の競技であるラグビーは、チームスポーツとして最大の人数だ。また、ポジションにより役割も異なる。そのため、子どもにとっては、集団のチームワークとともに、その中における自分のなすべき役割を学ぶスポーツと言うことができる。体の発育だけでなく、心や社会性の発達のためにも、良いスポーツである。しかし、残念なことに、少子化の影響なのか、ラグビースクールも以前よりは人数も少なめだ。もっと多くの子どもたちがラグビーに親しんでくれれば良いのにと思う。

　ラグビーに限らず、子どものスポーツはどれも、少子化の影響を受けて、競技人口やチーム数が少なくなっている。やはり、学校スポーツやスポーツ少年団などをどこかで統合し、それぞれのスポーツ種目が存続できるような体制を急いで整えるべきだ。そうしなければ、地域のスポーツ種目は虫食い状態となり、激減してしまうだろう。

　このような事態の改善には、行政の主導が必要だ。体育やスポーツには何かと関係者のしがらみがあるものだが、ここは教育委員会などの強いリーダーシップに期待したいところである。

§ 少子化・人口減少へのチャレンジ

少子化社会への覚悟は？

　日本国中、どの地域も少子高齢化が止まらない。超高齢社会と聞くと、高齢者がアメーバのように増えるイメージだが、実のところ、日本の少子高齢化は、子どもの数が少なくなったことによる現象である。

　人口ピラミッドを見ればわかるが、子ども人口に対する高齢者人口の割合が多くなり、いわゆる頭でっかちとなった人口ピラミッドの形がそれを示している。この人口ピラミッドは将来、急速な人口減がやって来ることを一目で教えてくれる。

　函館は、北海道の中でも出生率が低く、その値は全国の都道府県で一番低い東京都並みである。少子高齢化と人口減の大きな波を、まともに

かぶることが避けられない。現在の25万人程度の人口は、2035年には20万人を割り、2050年には15万人程度にまで減少するため、まちとしてのさまざまな機能が低下することが心配されている。

これほどまでに人口が減少してしまったときに、大雪が降ったら…と思うと、恐ろしさを感じてしまう。学校も商店も、交通機関も行政機能も、すべてが半分以下になる。その頃には、私はすでに死んでいると思うが、そのように人口が減少した函館市で生活をしていかなければならない人たちは、覚悟しているのだろうか。

このような情勢を受け、函館市では、活性化総合戦略を策定し、その基本目標の中に「子どもたちと若者の未来を拓く」として、安心して子どもを産み・育てることができるまちづくり、若者や女性の就労支援、大学の魅力向上などを掲げた。この基本目標が達成されるような具体的な事業を期待したい。全国の中でも少子化が深刻なまちである函館こそ、ほかのどの地域も実践していない、先駆け的な少子化対策が必要だ。そしてそれは、行政主導ではなく、市民や大学の知識人や産業界の人たちが真剣に話し合いながら実践されるものでなければならない、と思う。

少子化を食い止めることなんて無理、仕方ないだろうなんて、諦めている場合ではないのである。

人口減の打開策は？

2018年の函館市の人口減は、前年比3020人で道内トップの減少幅だったそうだ。出生数から死亡数を差し引いた「自然減」が2245人と、人口減に大きな影響を与えている。2017年に函館市で生まれた子どもは1414人と、前年より125人減っており、深刻な状況だ。

函館市も、さまざまな結婚・出産への施策を打ち出している。しかし現実を見ると、それほど効果的とは言えない。にもかかわらず、市企画部は「安心して子どもを生み育てられる環境づくりを引き続き推進・充実していく」などと呑気なことを言っている。人口減が比較的まだ緩や

かな首都圏の行政ならともかく、人口減が道内トップの行政が発するコメントではないように思える。

　地元で就職する若者を増やすため、ＩＴ企業誘致も積極的に進めているようではある。しかしながら、そもそもＩＴ（情報技術）やＡＩ（人工知能）は、労働力を減らすためのコンテンツなので、それに関する企業を誘致したとして、何人の若者の雇用が確保されるのだろうか。いささか疑問符がつく。

　一方で、今後は医療や福祉、保育のマンパワーが不足すると言われており、これらの人材が確実に必要となってくる。多くの先進国では、幼児期の保育や教育が国民の質や生活の向上に最も必要なことと認識されており、その無償化や関係専門職の待遇改善といった対策が国策として進められている。日本においても当然、福祉や保育などに関わる専門職の大幅な待遇改善策の促進が求められると予想されている。

　私もやはり、医療や福祉、保育を函館の基幹労働として、その質や待遇を大きく改善するべきだと考えている。それによって、医療や福祉、保育が充実することはもちろんだが、函館から流出する若者の人口を止め、彼らが函館で結婚、出産することも大いに期待できるのではないか、と思うのだ。

　そのためにも、私が以前から主張している保健看護系大学の設置が必要だ。結果として、函館の人口減の一つの打開策となると思う。ただし、このまま大学を設置できない理由を並べるばかりでは、さらに人口が減って、設置する余力もなくなってしまうだろう。

今どき、オムツ交換できる場所がないなんて──子育てに優しいまち1

　深刻な超高齢社会と言われるが、高齢者がアメーバのように増殖したわけではない。出生数の減少により、子どもの人口が少なくなり、高齢者の割合が高まっただけだ。出生数の減少に歯止めをかけ、少子化を止めなければ、高齢化と人口減によって大変な社会になってしまう。いや、

すでになっているかもしれない。

　女性が一生の間に出産する子どもの数を、合計特殊出生率と言う。現在、わが国の合計特殊出生率は、1.46人（2015年）。この数字が凡そ２以上なければ、人口が減少するので、深刻な数字である。国は、この数字を上げようとさまざまな少子化対策を講じているが、決定的な有効策がない状態である。

　函館市の合計特殊出生率は、いくつだろうか。なんと1.19人と全国平均を大きく下回っている。函館は少子化が深刻で、高齢化と人口減が急激に進む都市なのだ。

　この深刻な状態を解消するため、どの地域にも先駆けて少子化対策を展開させるべきである。妊娠・出産に対するさまざまな支援、そして子育て対策や保育施設の充実、男性の子育て参加など、国が掲げている対策を含め、早急に着手、実現しなければならない。子育てについて、家族はもちろん、職場、地域、行政を挙げて取り組み、子育て家庭や子どもに優しいまちをつくることが必要である。

　さて、中心市街地から車で約1時間、標高618メートルの恵山のつつじ祭りに孫を連れて行った際、昼食をとるために、近くの有名な温泉施設を訪ねて、驚いた。昼食後、孫のオムツ換えの場所に向かったのだが、オムツを換える場所がないのだ。スタッフに聞いても埒が明かず、しまいには「ロビーのソファでやってください」と言われる始末だった。仕方がなく、休憩室横にある隅っこのスペースを何とか使い、おむつ交換をした。

　高齢者のためのスロープや手すりも当然、必要ではあるが、子育て家族や子どもに優しい環境の整備も早急に必要だ、と感じた。せめて公共施設やそれに準じる場所には最低限、授乳やオムツ交換ができる場所くらい設置してほしいと思う。

子育てに理解のある職場づくりは将来への投資―子育てに優しいまち2

　独身女性が職場における働く条件が不平等だと口にすることがある。休日出勤や残業などの負担が独身女性にばかりに回ってきて、子どものいる女性が優遇されているという指摘である。確かに、子どもがいる女性は、例えば保育園のお迎えがあって、残業はできないし、子どもの行事を優先して休日を確保しなければならない。それらの結果、負担が独身者にかかるのは、物理的にも仕方がないことだ。

　しかし、だからと言って、子どもがいる女性が職場で肩身の狭い思いをすることがあってはならない。職場の管理者は、とくに気を払うべきだ。子どもに関わる都合で気兼ねなく早退や休暇の申し出ができるような仕組みや雰囲気をきちんとつくることが必要だ。

　一方で、子育ては、女性だけの仕事ではない。夫である男性の仕事でもある。当然、男性が子育てに関わりやすい職場の環境づくりも大切だ。子どもがいる男性には敢えて、子育てのための義務的な休暇や早退の制度を設けるくらいの企業努力も求められる。

　これからは、政府が提唱したような、女性や高齢者にも社会での活躍を求める一億総活躍社会への変貌が欠かせない。むしろ、そうならなければ、国の経済や社会保障が立ち行かなくなることは間違いない。女性が子どもを産んだ以降も、社会できちんと活躍できるようにするためにも子育てに理解のある職場づくりが求められているのである。

　独身の人たちは、「私たちばっかり負担を強いられ…」などと言わず、30〜40年先を考えてみてほしい。あなたの年金、医療保険、介護保険などの社会保障を支えてくれるのは、子どもたちなのだ。むしろ、今の負担は、将来への投資と捉えるべきである。

　先日、函館市内にある小学校の統廃合が新聞記事になっていた。確かに函館は、子どもの数が少なった。今こそ、数少なくなってしまった子どもたちを地域や職場、学校など社会全体で育てていかなければならない。子育てに理解あるそんな函館になってもらいたい。

§ 平均寿命の延伸

平均寿命を延ばせ！　その1　オール函館での取り組み

　市区町村別平均寿命ランキングが発表された。男性の1位は横浜市青葉区で、女性の1位は沖縄県北中城村。1909市区町村中の最下位は、男女とも大阪市西成区だった。

　函館市はというと、男性は79.0歳で1840位、女性は85.6歳で1888位である。男女とも、ほとんど最下位に近いランキングで、中核市の中では最悪の結果だ。函館市民である私としては、なんとも悲しい気持ちである。

　気候が良く、環境も素晴らしく、食材にも溢れ、「行ってみたい街」「住んでみたい街」の上位に位置していて、ブランド力にも優れている函館なのに、どうして平均寿命が短いのか、不思議で仕方がない。

　函館市の平均寿命を短くしている原因は、何なのだろうか。中高年の生活習慣病は当然、その大きな原因と思われる。生活習慣病の原因となる函館市民のタバコやお酒、そして食習慣や運動不足の現状を今一度、捉え直し、効果的な対策を考え直さなければならない。そして、それらへの早急な具体策への着手が望まれる。もちろん、市役所や保健センターといった保健部門だけに任せるのではなく、オール函館での取り組みが必要だ。

　一方、若者や働き盛り世代の自殺や事故も、平均寿命を下げる大きな原因である。この世代の自殺の背景には、ストレスや精神的な疾患などメンタルの要素が含まれているので、行政的な対応だけで減少させるのは至難の業だ。幸い、函館市には精神科の専門病院が多く、優秀な専門家もいるので、その知恵や協力が不可欠であることは、言うまでもない。

　もちろん、高齢者の健康づくりや介護予防にも力を入れて、健康な高齢者を増やし、健康寿命を延伸することも必要だ。それに向けて、保健センターや地域包括支援センター、町会や老人会などが行えることは、まだまだたくさんあるように思う。

とにかく、「短命なまち」などという汚名を早く払拭し、名実相伴うまちのブランドを高めるべきであろう。

がん検診を受けよう!

テレビの宣伝じゃないが、がんは万が一ではなく、日本人の２人に１人が罹る可能性のある病気である。ご存知の通り、死亡順位の中ではがんは第１位で、死亡者のおよそ３割ががんが原因で亡くなっている。つまりは、これを逆に見ると、がんになっても、その多くががんを克服しており、がんで亡くならずにほかの病気で亡くなっている計算になる。まあ、がんの治療の途中に肺炎などのほかの病気で命を落とす人もいるので、そんなに簡単にがんを克服できているとは言い難い部分があるのは、言うまでもない。

がんになっても完治し、がんを克服できる要因の一つに、早期発見・治療がある。がんという病気は、とくに検診によって早期に見つけることが重要で、それが完治できるかどうかを左右する。もちろん、血液やリンパ系のがんなど、早期に発見できても、必ずしも良好な予後につながらないものもあるが、胃がんや肺がん、乳がんや子宮がんなど、検診が普及しているがんに関しては、早期発見・治療が有効とされる。

国は、がん対策基本法を制定し、がん対策基本計画を推進する中で、早期発見の観点から検診の普及に力を入れている。しかし今一つ、検診受診率が上がらず、行政はがん検診の受診率向上に躍起になっている。

一方で最近、小学校の学習指導要領にも、がん教育の実施が盛り込まれるようになったのをご存知だろうか。がんを恐ろしい病気として認識させるのではなく、むしろ、早く見つければ治療が可能な病気であると伝えた上で、そのために検診が重要である、ということを強調する内容となっている。

みなさんも、検診を受けよう。職場の健康診断だけでなく、保健センターや医療機関でもがん検診が実施されているので、ぜひ受けてほしい。

がんは、早期発見・治療をすれば、決して怖い病気ではないのだから。

　まあ、ノーベル賞を受賞した薬のように免疫療法などが進歩して注射一本でがんが治る日が来れば、こんな心配もしなくて済むのだろうが…。

平均寿命を延ばせ!　その2　セッティングス・アプローチ

　函館の平均寿命延伸策について再度、考えてみたい。

　私が申すまでもなく、函館市では現在、さまざまな健康づくりの活動を実施している。それらは、保健所や保健センターなどの行政部門が主体となり、健診や健康教室を中心に町内会や自治会などを介して実施されている場合が多い。しかし最近、町会や自治会に関わっているのは高齢者ばかりであり、果たしてそれらが、すべての年代への効果ある活動になっているかは、疑問である。

　健康づくりはやはり、健康にマイナスとなる悪い生活習慣が定着してしまう前のアプローチが重要だと考えると、働き盛り世代や子どもたち、若者などをターゲットに健康情報の発信、保健行動の実践などを試みるべきだと思う。

　私の専門とするヘルスプロモーションの分野では、「人のいる場所に健康づくりをセットする」という意味のセッティングス・アプローチという考え方がある。このような視点で発想すれば、アプローチしたい人たち、すなわち働き盛り世代や若者が数多くいる学校や会社等の勤務先、スーパーマーケットや飲食店などに健康情報を多く提供し、そこを介した健康づくりの試みを実践してもらうことが肝要だろう、と思う。

　しかし現状では、例えば学校での健康情報の提供は、いまだに保健体育の先生や養護教諭頼みになっており、保健師や栄養士といった地域の専門職資源がほとんど関われないままである。また、抱える人たちが多い会社や商業施設、飲食店などに対するアプローチも、十分だとは言い難い状況にある。

　健康づくりは、保健に関わる専門職や行政といった一部の部門が押し

進めるようなものではなく、それ以外のすべての部門や領域を巻き込んで、地域全体として取り組むことがカバー率を上げるという点で重要なのだ。

それにはまず、市役所自らが積極的に部局横断的に健康づくりに取り組む姿勢を見せることが必要かもしれない。スポーツ庁が長官や職員に「スニーカー通勤」を促しているように…。

健康寿命延伸を目指す自治体の真剣さ

2019年11月、青森県立保健大学を会場として開催された日本ヘルスプロモーション学会に参加してきた。この学会の特別講演の話題を紹介したい。

会場となった青森県はご存じの通り、全国の都道府県の中で、健康寿命ワースト県である。また、青森市の健康寿命も、全国の市区町村の中で下から4番目、県内最下位の短命市である。青森県や青森市は、この汚名返上のため、行政や地元の保健大学が協働して、さまざまなヘルスプロモーション活動を展開している。やはり、地元に保健大学があるのは、市民の健康づくりの強みとなる。

青森市では、専門職である保健師を保健部長に抜てきし、総勢8人からなる健康寿命対策室を設け、健康寿命延伸に本腰を入れて取り組んでいる。また、学校やPTA、企業などの関係者で構成する青森健康寿命延伸会議を組織して、関係者の協働によるさまざまな健康づくり活動を推進している。具体的には、地域で健康づくりのためのサポーターやリーダーを育成するのはもちろん、市内の企業を対象に職域における健康づくりリーダーの養成にも取り組んでいる。なおかつ、その健康づくりリーダーが中心に行っている健康づくり実践活動の事例を5000社もの企業に情報提供しているのだという。健康寿命延伸に対する青森市の真剣さが伝わってくる。

ところで、函館市を含む道南も、平均寿命や健康寿命は、とても自慢

できるものではない。ワースト10に名前が出てくる町さえある。このまま手をこまねいていては、健康寿命最下位地域になってしまう危険性をはらんでいる。そんな汚名を背負う前に、道南の行政機関には健康寿命延伸のための積極的な対策を求めたいと思う。

　「行ってみたい街」「住んでみたい街」の上位に名前が挙がる函館。せっかくの都市ブランドに「健康寿命最下位」なんて汚名が付くのは、避けたいところだ。

§ シビック・プライド

ボランティアしていますか?

　人間の健康には、生活習慣だけでなく、良好な人間関係や社会参加、社会奉仕が深く関連している。ここではその中でも、社会奉仕（ボランティア）に関して考えてみたい。

　欧米では、人々の宗教的な習慣の一つに、日曜礼拝後の地域のボランティア活動がある。また、犯罪者の刑罰として、地域のボランティア活動を科すなどし、犯罪者の更生にも役立てている。欧米人にとってボランティア活動は、地域の人間関係や住民意識（シビック・プライド）を形成するための日常的な活動として根付いている。もちろん、何の見返りも求めない無償の奉仕として定着している。

　一方で、日本人のコミュニティは、互助（やってもらったら、やってあげる）の精神に基づく共同体的な社会として成り立ってきた。とくに北海道は、会費制の結婚式や香典の領収証に象徴されるように、その感覚が強いコミュニティであると思われる。そのため、本格的なボランティア意識が薄く、「有償ボランティア」や「ボラバイト」などという、欧米人からすると笑ってしまうような言葉が生まれてしまうほどだ。

　加えて、ボランティアが、障がい者や高齢者のみを対象とした特別な行為、あるいは災害地などの特別な地域を対象とした活動として受け止

められることが多く、身の回りの弱者や近隣の環境に目が向いていない傾向もある。例えば、遠くの福祉施設でボランティア活動をしている人が、隣近所の高齢者の困り事の実態に気づいていない、という現実も見受けられる。もっと近隣に目を向けるボランティアというものを考えるべきだろう。

　最近では、小中学校の教育活動にボランティア活動が導入されている。とても良いことだと思う。遠い被災地のために募金活動などを行うのも大切なことではあるが、もっと身の回りの弱者や近隣におけるボランティア活動も活発にしてほしいところである。

　そのような活動はきっと、学校内のいじめや地域の犯罪を減らしたり、シビック・プライドを形成するという効果につながり、結果的には、子どもたちの健康度をも高める大切な学習アイテムになるはずである。

公共マナーと健康は関係する!?

　ヨーロッパでは、健康づくりや福祉に関する活動が盛んな地域は、住民が高いシビック・プライドを持っており、公共のマナーや協働性に関する意識も高い、と言われている。このような地域では、運転の際の交通マナーも良く、バスや電車の中での席の譲り合い、バス停での整然とした乗車待ちの列、市民の積極的なボランティア活動などが当たり前の光景となっている。そのような地域では、強引な割り込み運転やごみのポイ捨て、歩行者の唾吐き、街中の落書きなどがほとんど見られない、と言われる。

　一方、日本を訪ずれる中国人旅行客の公共マナーについて、マスコミで取り上げられることがある。少し前には、銀座の路上で子どもにおしっこをさせたことが問題となっていた。私も、中国を何度か訪れたことがあるが、あちらの車の運転マナーには驚かされることも多い。けたたましくクラクションを鳴らしながら割り込む運転者の多さには、呆れてしまう。

そんな中国における中高年の健康づくりと言えば、公園で静かに太極拳でも楽しむのだろうと思いきや、最近では、広場を占拠して大音響で踊る「広場舞」というものが流行っている。そして、そのための場所取りと大きな騒音が社会問題となっているそうだ。健康づくり活動までが社会問題になるなんて、中国らしい。

　さて、私たちの住むまち函館は、どうだろうか。市民としてのプライドを高く持ち、公共マナーを守り、協働性に溢れているだろうか。目にする新聞などの見出しは、「運転マナー全国ワースト〇位」「低い投票率」「給食費の不払い」…。訪れてみたい観光地に選ばれるまちに相応しくない汚名ばかりである。

　先日、直進する私の車の前へ若い女性が運転する車が右折のために強引に入り込み、ぶつかりそうになった。思わず、少しだけクラクションを鳴らしたら、鬼のような形相で捨てゼリフを吐き、走り去っていった。腹が立つというより、こんな市民がいるのか、と悲しくなってしまった。このような風土は、健康づくりや福祉の活動にはそのまま連動しない、と信じたい。

子どもたちのシビック・プライドを育むという投資

　フランスのレンヌ市やブルガリアのソフィア市などは、WHO（世界保健機関）が指定するヘルシーシティとして有名である。健康づくりはもちろん、環境面にも配慮した活動が進められている。それらは、行政主導ではなく、市民の参加や市民団体の協力のもとに成り立っている。

　このような市民活動が盛んな背景には、自分たちの住む地域を愛し、誇りを持っている市民の存在とともに、地域のために子どもの頃からさまざまなボランティア活動に励んできた経験と実績があるのだと思う。

　日本でも、子どもの頃からさまざまなボランティア活動を経験させてはいる。しかし、それが地域に対する愛着や誇りにつながっているかというと、やや疑問だ。それは、学校がボランティアを安易な教育ツール

のように扱い、表面的な教育効果だけを評価しているようにしか感じられないからだ。本来は、ボランティアを通じて、地域住民の精神的根幹であるシビック・プライド（市民としての誇り）の形成を求めるべきなのだが、そういった配慮がなされていないのがとても残念である。

　とは言え、勘違いしないでほしい。私は何も、子どもたちを地域に縛り付けろと言っているわけではない。いまや経済や教育、文化の機能が東京や札幌といった大都市に一極集中する中、地方都市の崩壊や消滅が危惧されている。毎年3000人近くも人口が減少する函館だって、その例外ではないのである。そのような状況下だからこそ、地域に対する「考え」や「想い」を強く持った子どもを数多く育成することが必要なのだ、私はと思う。

　しばしば、健康づくりは地域づくり、地域づくりは人づくり、と言われる。今は、団塊の世代がリタイアしたので、彼らを中心とした地域づくりが模索されている。確かに、短期的には大切な発想だとは思う。しかし、長期的な視点に立って考えた場合、バランスが悪い。やはり、子どもたちが地域と関わる機会を増やし、彼らのシビック・プライドを育てることが私たちの住む地域の未来に対する最も意味のある投資である、と気づくことが大切であろう。

おわりに

　本書の内容はある意味、私の研究者としての道程の一端を示したものでもある。

　「はじめに」でも触れたが、私の研究者としての道程の中で、感謝すべき人が何人も存在する。まずは何と言っても、私を健康社会学の学問的魅力に導いてくださった順天堂大学の島内憲夫先生である。この方がいなければ、研究者としての今の私はない。

　また、地域と関わる意欲を与えていただいた北海道の田中宏之先生にも、感謝を申し上げたい。加えて、本書のきっかけとなった函館新聞の月一度のコラム連載の機会を与えてくださった元函館大学学長、小笠原愈先生にも心よりの感謝を致したい。

　それ以外にも、さまざまな地域と関わる中で、私を一人前の研究者として育ててくれた、それぞれの行政の首長や関係職員、専門職、地元住民のみなさんにも、心からお礼の言葉を申し上げたい。

　私は、地域に育てられた。

　今回、本書を出版するにあたっては、多くの方のご理解やご支援をいただいた。まずは毎月のコラム連載にあたり、私の拙い原稿のチェックをしていただいただけでなく、本書への転載と出版について、前向きなご対応をくださった函館新聞社の鈴木潤氏に感謝を申し上げたい。そして、本書の出版の主旨をご理解いただき、書籍化のお手伝いをいただいたライフ出版社の徳田武氏にも、お礼の言葉を申し添えたい。

　加えて、本書の出版に関しては、東洋大学ライフデザイン学部の出版助成をいただき、書籍化させていただいた経緯があるので、その許諾をくださった学部の先生方、関係者にも感謝の念を申し上げる。

最後に、私事で申し訳ないが、家族に対する感謝の気持ちを述べさせてもらいたい。

　まずは、私のわがままを聞いて、東京への単身赴任や全国の地域支援の仕事の間の留守を守ってくれた妻の愛弓に感謝したい。加えて、息子である私の帰りに合わせて、いつも好物を用意してくれていた母の貞子に、心から「ありがとう」と述べたいと思う。

　函館と東京、私の14年間の単身赴任生活と本書の出版が実現できたのは、家族の支えのおかげである、と思っている。

2021年2月28日

東洋大学ライフデザイン学部健康スポーツ学科教授　齊藤恭平

主要な参考文献（発行年順）

　ここに提示した参考文献は、筆者が本書の執筆の際に参考にしたもの、および、さまざまな地域における健康づくり活動を支援した際の発想や思考の参考にしたものを含め、掲載している。

・務臺理作：哲学概論、1958、岩波書店
・D.カートライト・A.ザンダー、三隅二不二・佐々木薫訳：グループ・ダイナミックスⅠ・Ⅱ、1959、誠信書房
・アレックス．インケルス、辻村　明訳：社会学とは何か、1967、至誠堂
・本間康平他：社会学概論、1976、有斐閣大学双書
・ルネ・デュボス著、田多井吉之介訳：健康という幻想―医学の生物学的変化―、1977、紀伊国屋書店
・P.バーガー・B.バーガー、安江幸司他：バーガー社会学、1979、学習研究社
・イヴァン.イリッチ、金子嗣郎役：脱病院化社会、1979、昌文社
・阿閉吉男：ジンメル社会学の方法、1979、御茶の水書房
・青井和夫：小集団の社会学―深層理論への展開―、1980、東京大学出版会
・松下拡：健康問題と住民の組織活動―松川町における実践活動―、1981、勁草書房
・島内憲夫他：保健社会学―理論と現実―、1983、垣内出版
・濱屋正男：個人と集団の行為論―主体関係の社会心理学―、1983、高文堂出版社
・宮坂忠夫他：地域保健と住民参加、1983、第一出版株式会社
・P.B.スミス、岡村二郎訳：小集団活動と人格変容、1984、北大路書房
・三隅二不二：リーダーシップ行動の科学、1985、有斐閣
・佐々木薫・永田良昭：集団行動の心理学、1987、有斐閣
・久常節子：住民自身のリーダーシップ機能―健康問題にいどむ町―、1987、勁草書房
・高須俊明：酒と健康、1987、岩波新書
・森本兼曩・星旦二：生活習慣と健康―ライフスタイルの科学―、1989、HBJ出版局
・松下拡：健康学習とその展開―保健婦活動における住民の学習への援助―、1990、勁草書房
・島内憲夫訳：ヘルスプロモーション―WHO：オタワ憲章―、1990、垣内出版
・森本兼曩編：ライフスタイルと健康―健康理論と実証研究―、1991、医学書院
・島内憲夫訳：ヘルスプロモーション―戦略・活動・研究政策―、1992、垣内出版
・島内憲夫他：健康ライフワーク論―生涯健康学習のすすめ―、1993、垣内出版
・園田恭一：健康の理論と保健社会学、1993、東京大学出版会
・日比野省三：ブレイクスルー、1993、講談社
・岩崎輝雄編：温泉と健康―温泉型健康増進施設のつくり方―、1995、厚生科学研究所
・島内憲夫訳：ヘルシーシティーズ―新しい公衆衛生をめざして―1995、垣内出版
・岩永俊博：地域づくり型保健活動のすすめ、1995、医学書院
・江島房子、島内憲夫：オーラルヘルスプロモーション―歯科保健指導のすすめ方―」、1997、垣内出版

- ジェラルド・ナドラー、日比野省三著、海辺不二雄監訳：新ブレイクスルー思考、1997、ダイヤモンド社
- 藤本末美他：住民とともにつくる保健計画、1997、日本看護協会出版会
- 新井宏明他：健康の政策科学—市町村・保健所活動からの政策づくり—、1997、医学書院
- 氏平高敏他：健康づくりと支援環境−健康日本への視点—、1999、法律文化社
- 中山正吉：地域のスポーツと政策、2000、大学教育出版
- 米山公啓：「健康」という病、2000、集英社新書
- 藤内修二：プリシード・プロシードモデルの理論と実践、2000、平成11年度厚生科学研究費補助金報告書
- 日本健康支援学会：健康支援学入門、2001、北大路書房
- 黒木保博他：グループワークの専門技術、2001、中央法規
- 岡本栄一他：21世紀の地域健康づくり—参加型福祉社会の創造—、2001、中央法規
- 高橋勇悦・和田修一他：生きがいの社会学—高齢社会にける幸福とは何か—、2001、弘文堂
- 岩永俊博：地域づくり型保健活動の考え方と進め方、2003、医学書院
- Penelope Hawe他、鳩野洋子他訳：ヘルスプロモーションの評価、2003、医学書院
- 松下拡・熊谷勝子：健康日本21と地域保健計画、2003、勁草書房
- 大森彌他：自立と協働によるまちづくり読本—自治「再」発見—、2004、ぎょうせい
- 堀公俊：組織を動かすファシリテーションの技術、2004、PHP
- 安梅勅江：コミュニティ・エンパワーメントの技法、2005、医歯薬出版
- 滝本佳史他：地域計画の社会学—市民参加と分権化社会の構築を目指して—、2005、昭和堂
- 勝木洋子他：住民参加・参画のまちづくり、2006、中央法規
- ローレンスW.グリーン他、神馬征峰訳：実践ヘルスプロモーション、2006、医学書院
- 渡辺裕一：地域住民のエンパワメント、2006、北方新社
- 佐々木陽一他：元気なまちのスゴイしかけ—地域経済を活性化する全国24の実例に学ぶ—、2006、PHP
- 安梅勅江：健康長寿エンパワメント、2007、医歯薬出版社
- 諏訪信夫他：スポーツ政策の現代的課題、2008、日本評論社
- 熊谷秋三他：健康と運動の疫学入門、2008、医学出版
- イチロー・カワチ他、藤沢由和他訳：ソーシャル・キャピタルと健康、2008、日本評論社
- 深井穫博他：口腔保健推進ハンドブック—地域を支えるオーラルヘルスプロモーション—、2009、医歯薬出版
- 佐久間清美：地域保健とマーケティング、2009、晃洋書房
- 黒須充：総合型地域スポーツクラブの時代1・2・3、2009、創文企画
- 園田恭一：社会的健康論、2010、東信堂
- 博報堂大学幸せのものさし編集部：幸せの新しいものさし、2010、PHP
- 中根雅夫：地域を活性化するマネジメント、2010、同友館
- 蝦名玲子：ヘルスコミュニケーション、2013、ライフ出版社
- 秋山弘子他：高齢社会のアクションリサーチ、2015、東京大学出版会
- 川上憲人他：社会と健康—健康格差解消に向けた総合科学的アプローチ—、2015、東京大学出版会
- 武田丈：参加型アクションリサーチの理論と実践—社会変革のための研究方法論—2015、世界思想社
- 筧裕介：人口減少×デザイン、2015、英治出版
- 健康社会学研究会：事例分析でわかるヘルスプロモーションの「5つの活動」、2016、ライフ出版社
- 近藤尚巳：健康格差対策の進め方—効果をもたらす5つの視点—、2016、医学書院

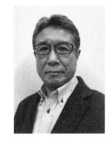

齊藤　恭平（さいとう きょうへい）

プロフィール

東洋大学ライフデザイン学部健康スポーツ学科教授。1960年北
海道函館市生まれ。順天堂大学大学院体育学研究科健康管理学
専攻修了後、順天堂大学体育学部健康学科助手（嘱託）。その
後、函館短期大学食物栄養学科教授、東洋大学ライフデザイン
学部健康スポーツ学科准教授などを経て、2008年より現職。専
門は健康社会学、ヘルスプロモーション。日本ヘルスプロモー
ション学会副会長。共著に『健康スポーツ学概論』『ライフデ
ザイン学［第2版］』。博士（医学）。

健康なまちづくりのエッセンス
社会創造的な展開がつくる「健康なまち」―Health Promotionのヒント

2021年2月28日　第1刷発行

著　者　齊藤 恭平
発行者　株式会社ライフ出版社
　　　　〒101-0065東京都千代田区西神田2-7-11北村ビル202
　　　　TEL03-6261-5980　FAX03-6261-5981
　　　　E-mail　public-health@clock.ocn.ne.jp

デザイン　株式会社フレックスアート
印刷所　シナノ書籍印刷株式会社

ISBN 987-4-908596-02-5　　　©2021 Printed in Japan

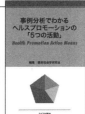
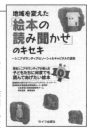
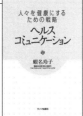
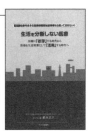

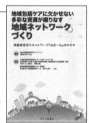

地域包括ケアに欠かせない
多彩な資源が織りなす地域ネットワークづくり
高齢者見守りネットワーク『みま〜も』のキセキ

専門職たちが地元密着型の百貨店や建設会社、商店街などの地域資源とつながり合って高齢者を見守り、地域全体で支えていく「おおた高齢者見守りネットワーク・みま〜も」。話題沸騰の「SOSキーホルダー」「みま〜もレストラン」といったユニークな取り組みのプロセスを余すところなく紹介。地域を超高齢社会仕様に変容させるネットワークづくりのヒント満載の一冊。

大田区地域包括支援センター入新井センター長、牧田総合病院医療福祉部・在宅医療部部長 澤登久雄／東京都健康長寿医療センター研究所社会参加と地域保健研究チーム 野中久美子　ほか
A4判・120頁　　定価 2,500円（本体）＋税　　ISBN 978-4-9903996-4-1

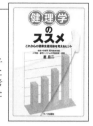

健理学のススメ
―これからの健康支援活動を考えるヒント

健理学とは、豊かに生きるための健康支援方法を考える基礎理論の一つ。リスク因子よりもサルート因子を重視し、セルフケアやエンパワメントなどを応用し、専門家による価値づけをせずに、本人と支援者が相互に成長していくプロセスを尊重する考え方である。脱・医療モデルを意図した新しい時代の健康支援活動を担う専門職のためのガイドブック

首都大学東京 都市環境学部 大学院・都市システム科学専攻域・教授　星旦二
A5判・144頁　　定価 2,000円（本体）＋税　　ISBN978-4-9903996-7-2

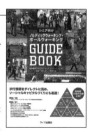

シニア向け
ノルディックウォーキング・ポールウォーキング GUIDEBOOK
超高齢社会のウォーキング・イノベーションの知識と技術、そして展開方法

超高齢社会を元気にする切り札がシニア向けノルディックウォーキング・ポールウォーキング。ポールの使用で転倒不安が減少し、下肢筋力やバランス機能、歩行機能がダイレクトに改善するため、フレイルや認知症等の予防はもちろん、ソーシャルキャピタル醸成にも資するツール。本書は、シニア向けの基本メソッドや、実践事例、指導時の注意点などを解説した一冊。

ノルディックウォーキング・ポールウォーキング推進団体連絡協議会
A4判・216頁　　定価 2,500円（本体）＋税　　ISBN978-4-9903996-8-9

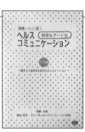
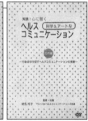

実践！心に響く
科学＆アートなヘルスコミュニケーション
個別指導入門編〜相手とつながるためのコミュニケーション（35分）
個別指導応用編〜行動変容を促すヘルスコミュニケーション（38分）

ヘルスコミュニケーションスペシャリスト 蝦名玲子 監修・出演

千葉大学看護学部地域看護学教育研究分野教授 宮﨑美砂子氏 推薦
製作著作 アローウィン
各巻 18,000円　　セット 36,000円